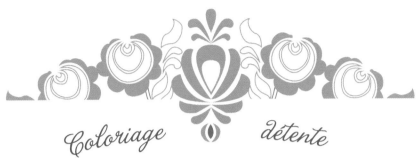

Coloriage *détente*

璀璨繁星曼陀羅

100 MANDALAS   ÉTINCELANTS

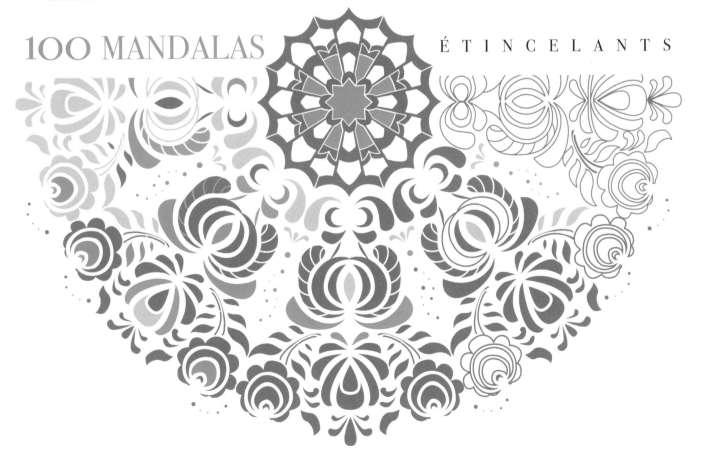

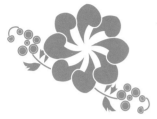

100個夜空中的
璀璨曼陀羅

在深邃的夜空中，繁星般的曼陀羅反射出銀色月光，盡情徜徉其中吧！

圓盤、環狀、半球、圓碟、曲面：沉浸在曼陀羅的奇妙世界之中，每個圖樣都能衍伸出千種解讀。

在這本書中，你可以找到六種主題的圖樣：

·自然草木曼陀羅
·俄羅斯風曼陀羅
·黃道星辰曼陀羅
·亞洲風情曼陀羅
·北歐風格曼陀羅
·繁花盛開曼陀羅

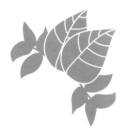

不同的圖樣交織出美麗的象徵圖形，讓你的心靈跟著上色的筆尖滑動，將你心中所想流洩到紙上，營造出豐富的色彩氛圍，與黑色的背景、銀白的圖樣相互映襯，感覺你全身的肌肉都放鬆了，心靈也平靜下來，想像力則源源不絕冒出來！

讓你的作品活起來……爲漆黑的曼陀羅染上春天的色彩，最後呈現出華麗的作品！

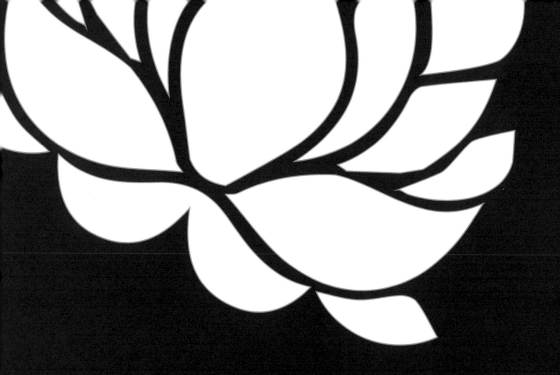
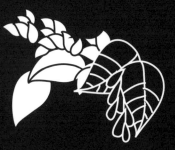
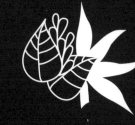

自然草木曼陀羅

Mandalas végétaux

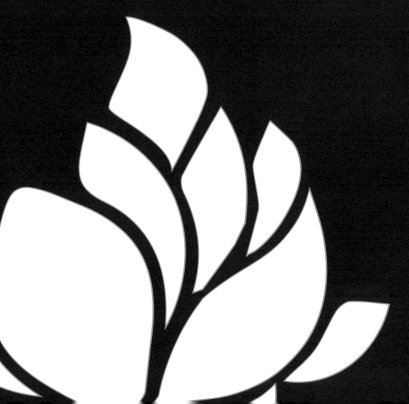

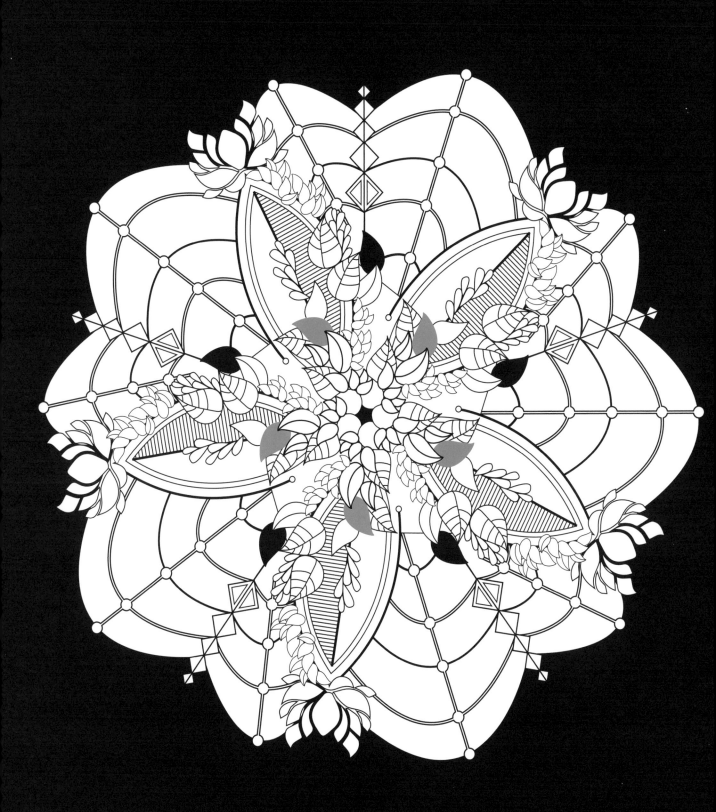

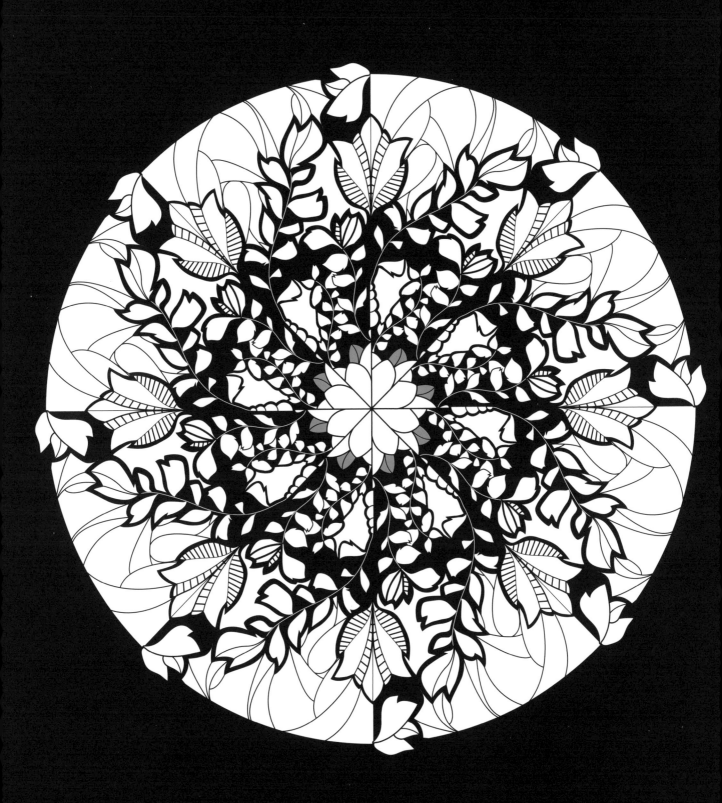

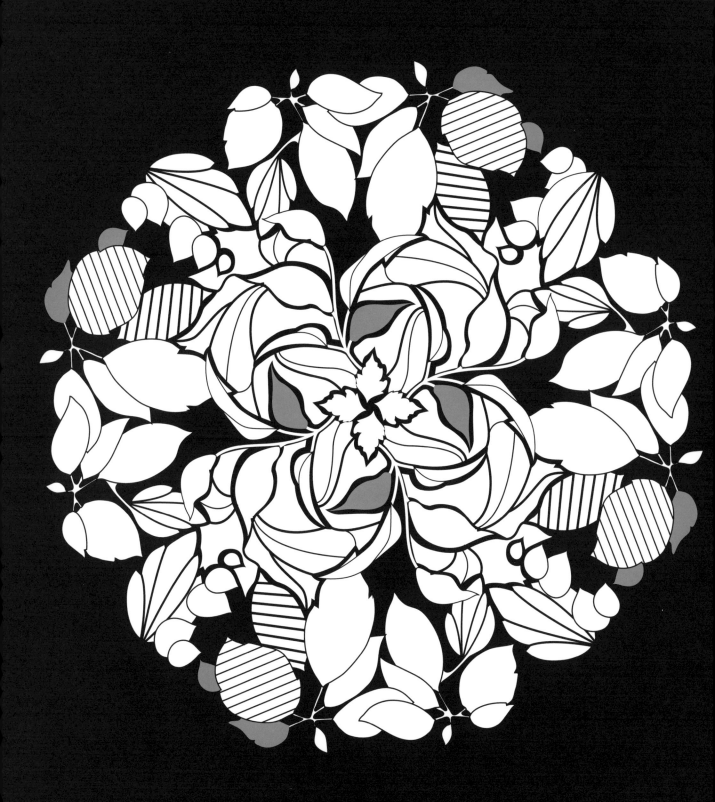

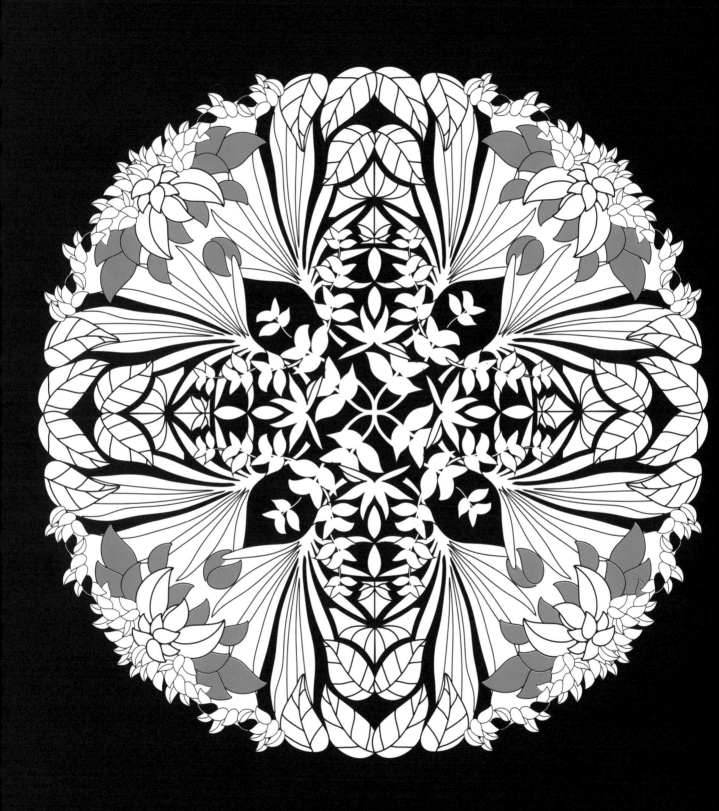

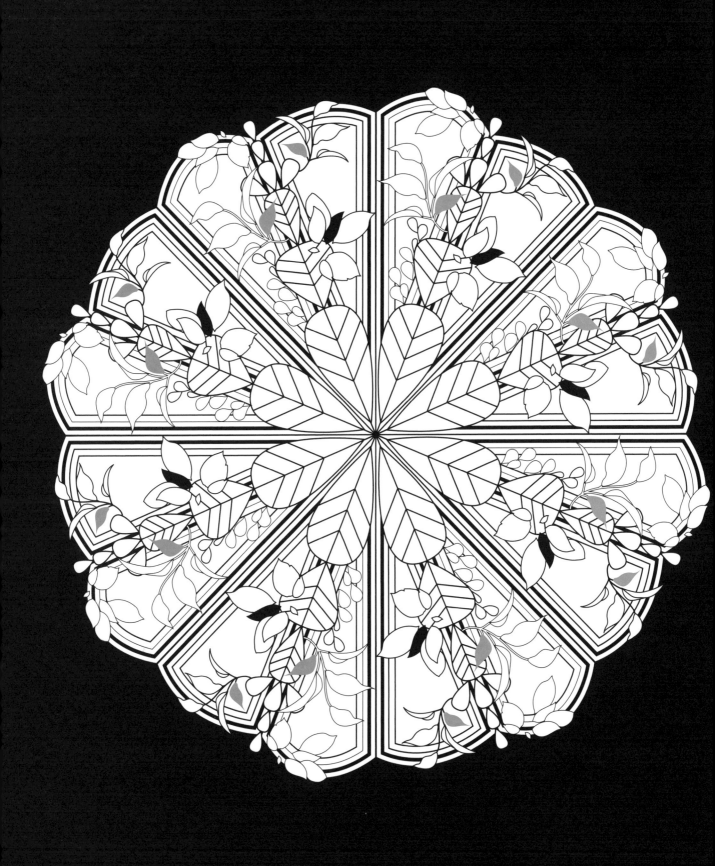

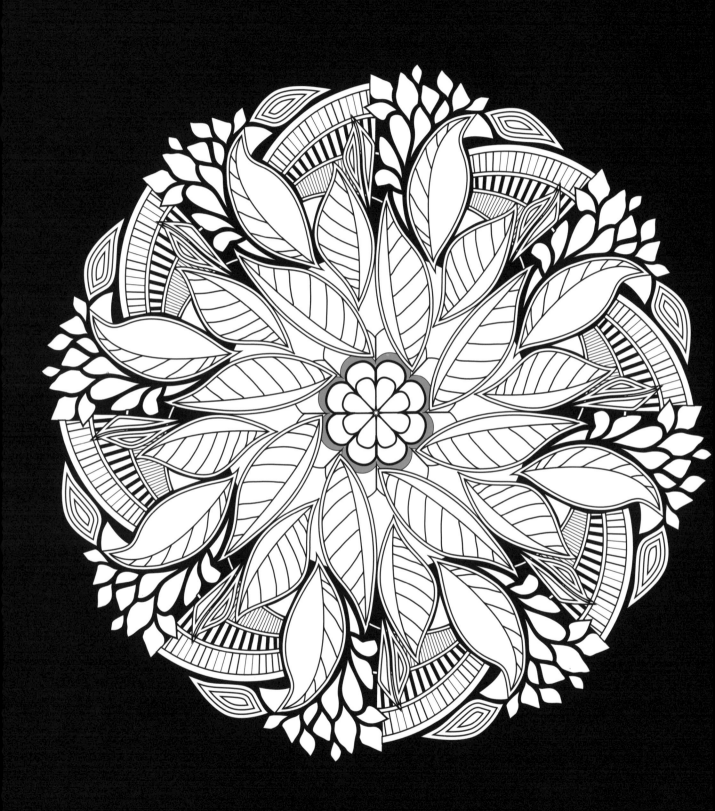

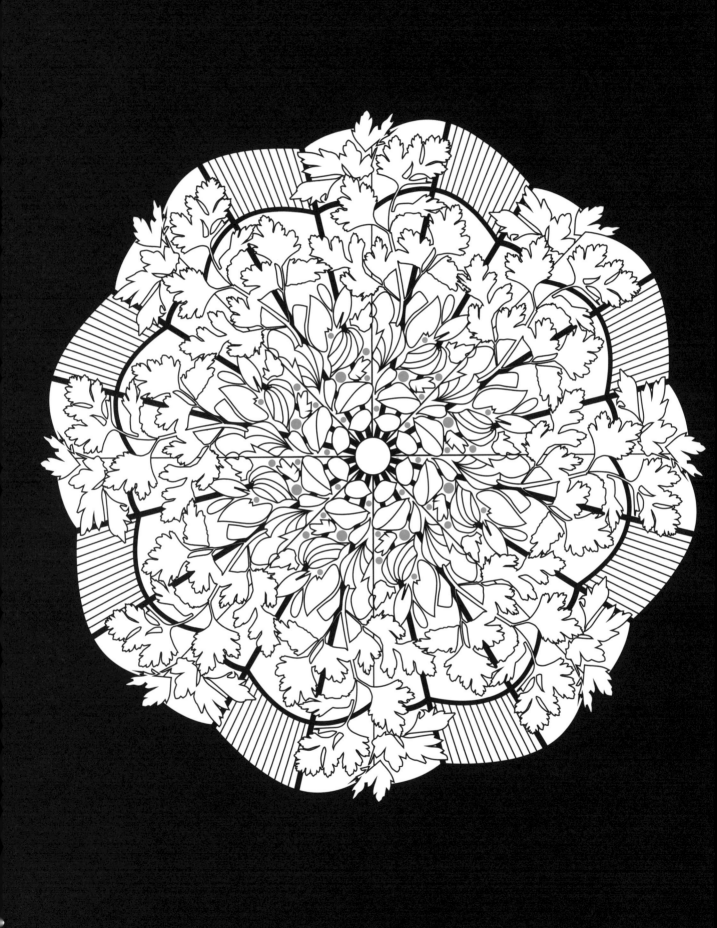

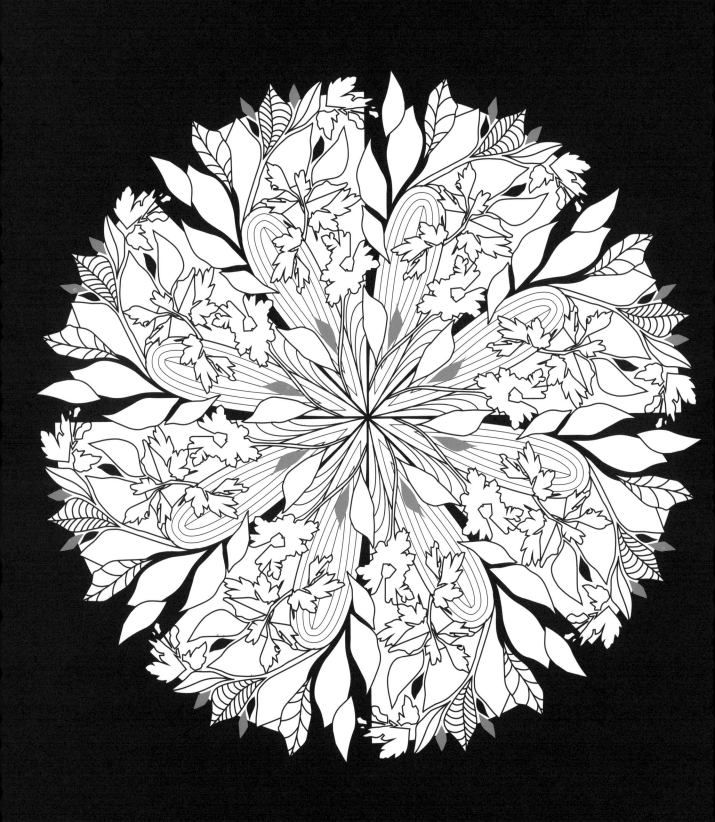

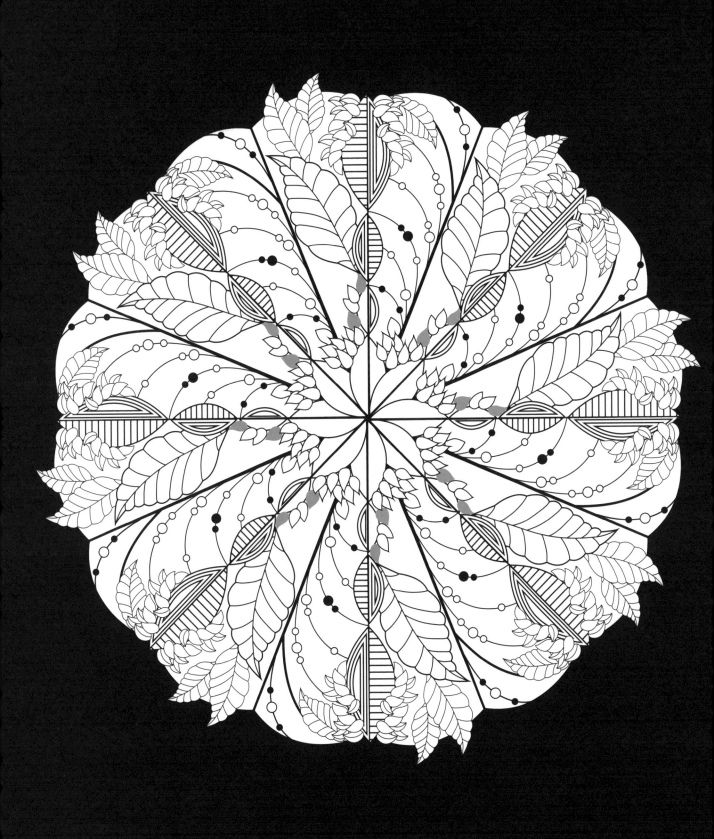

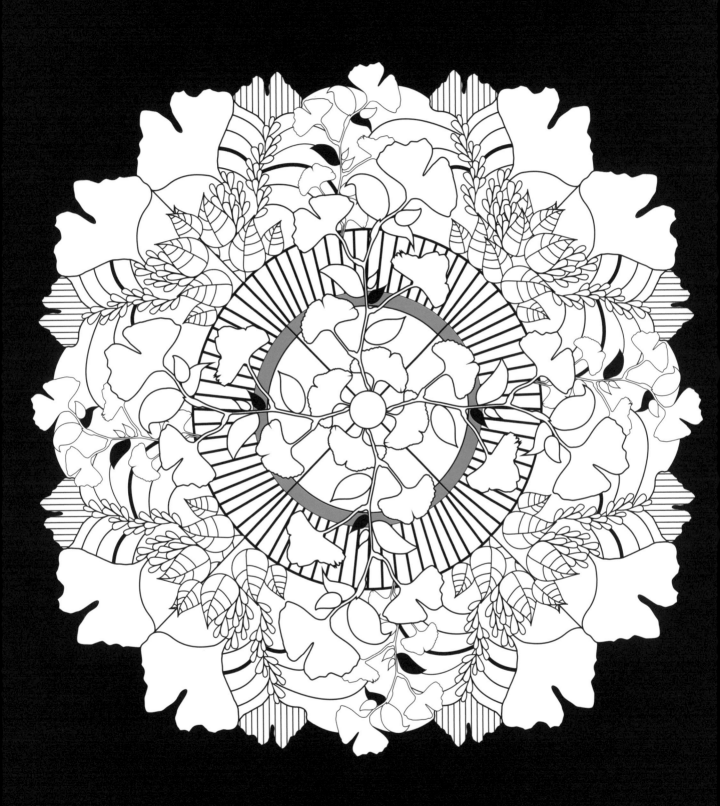

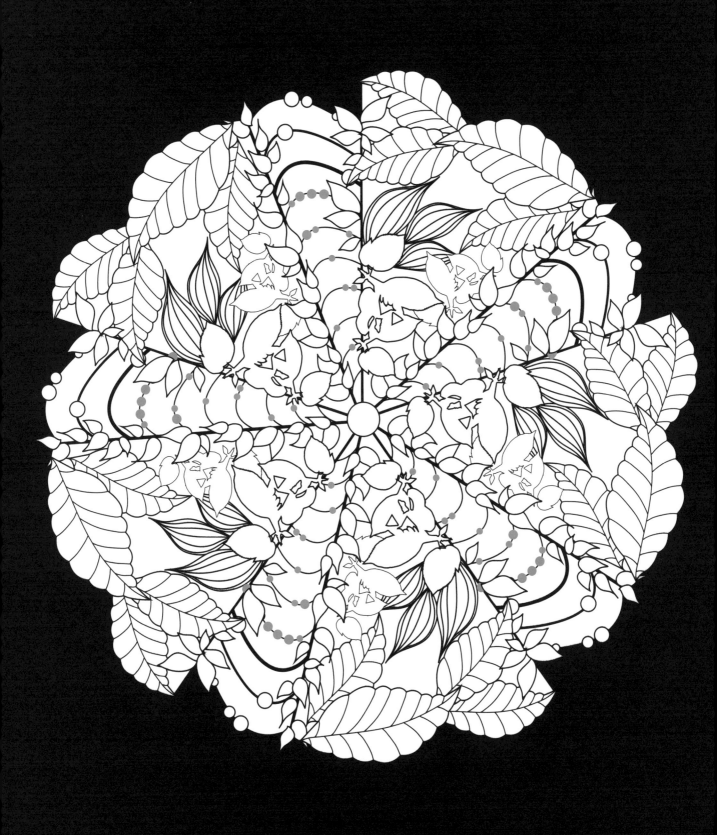

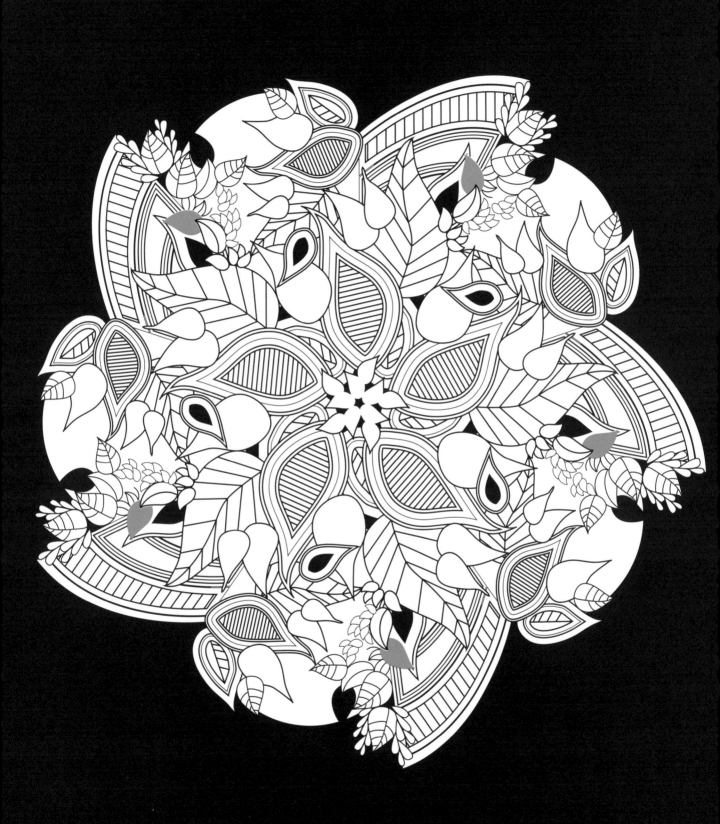

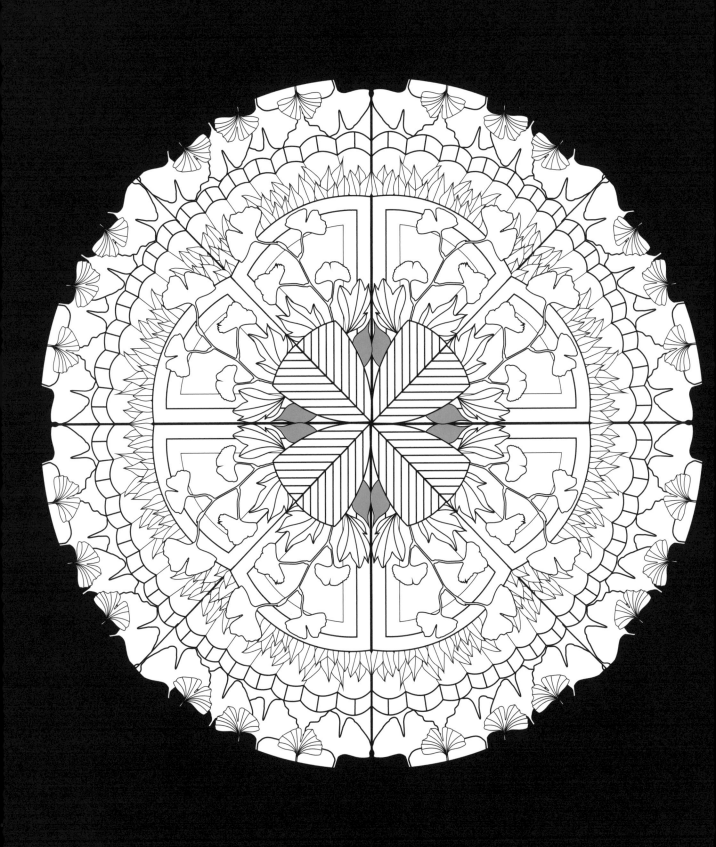

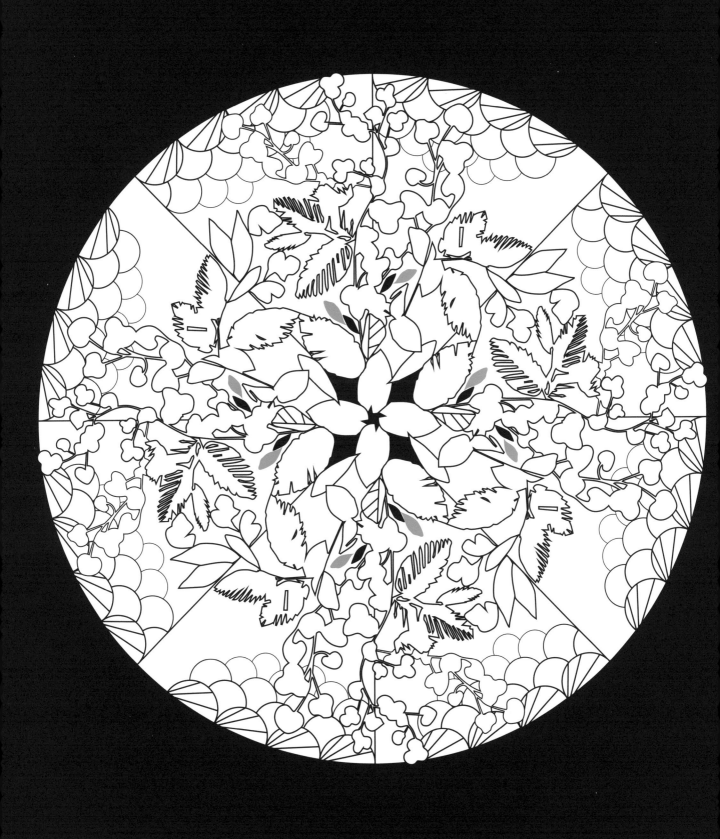

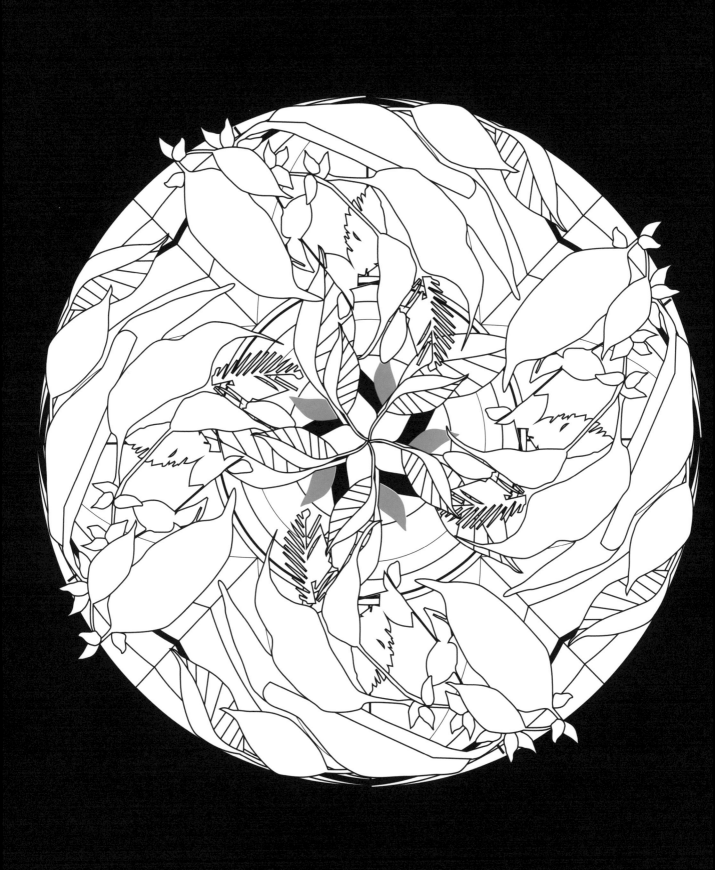

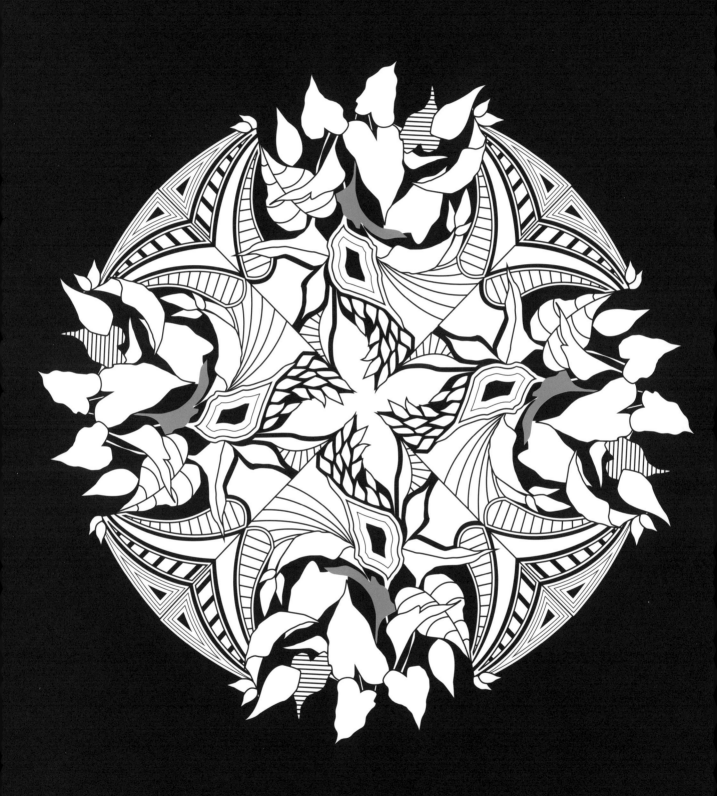

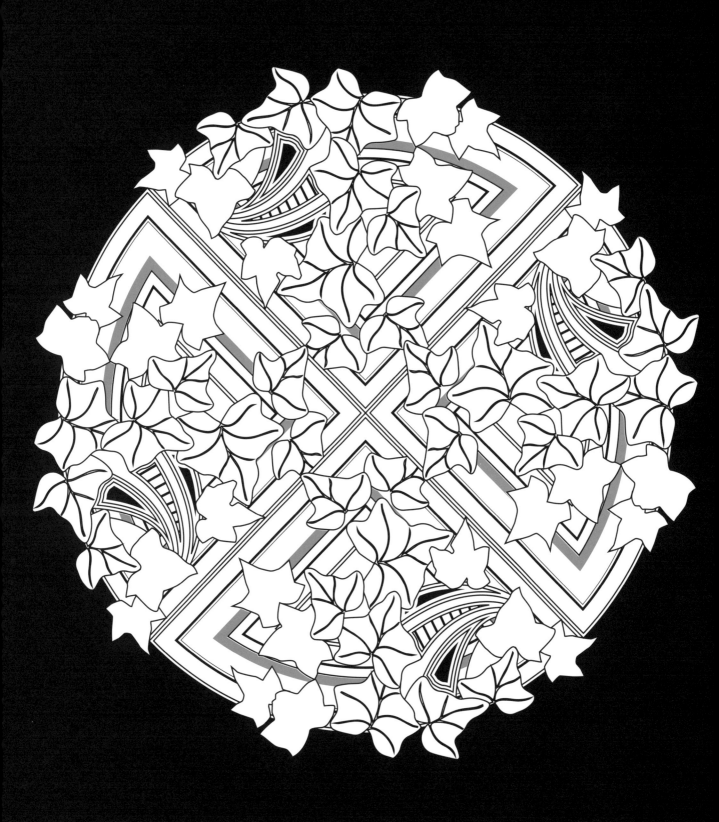

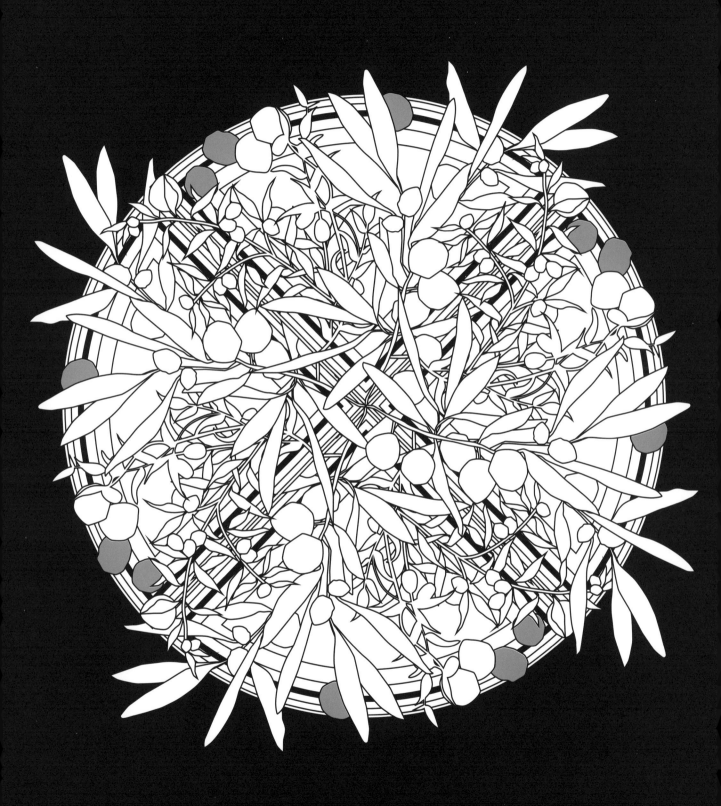

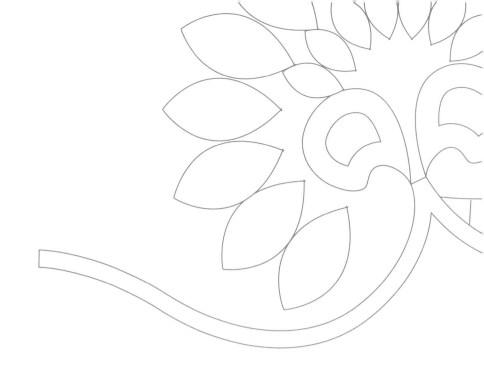

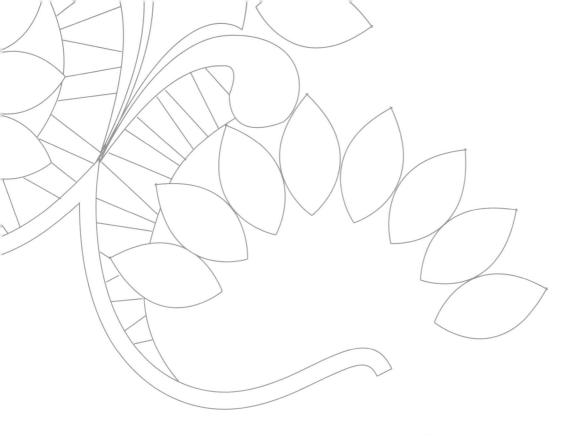

俄羅斯風曼陀羅
Mandalas russes

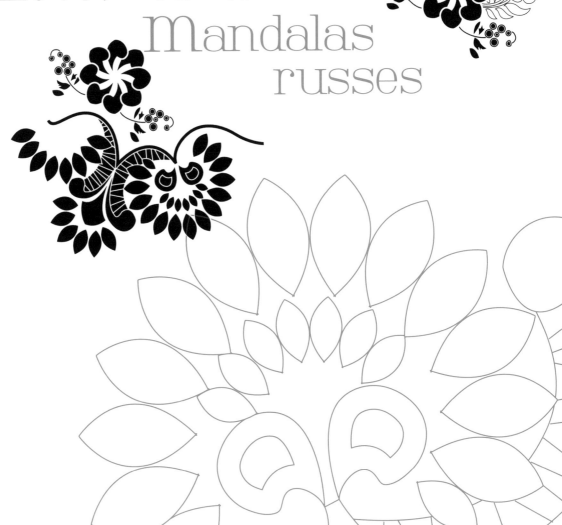

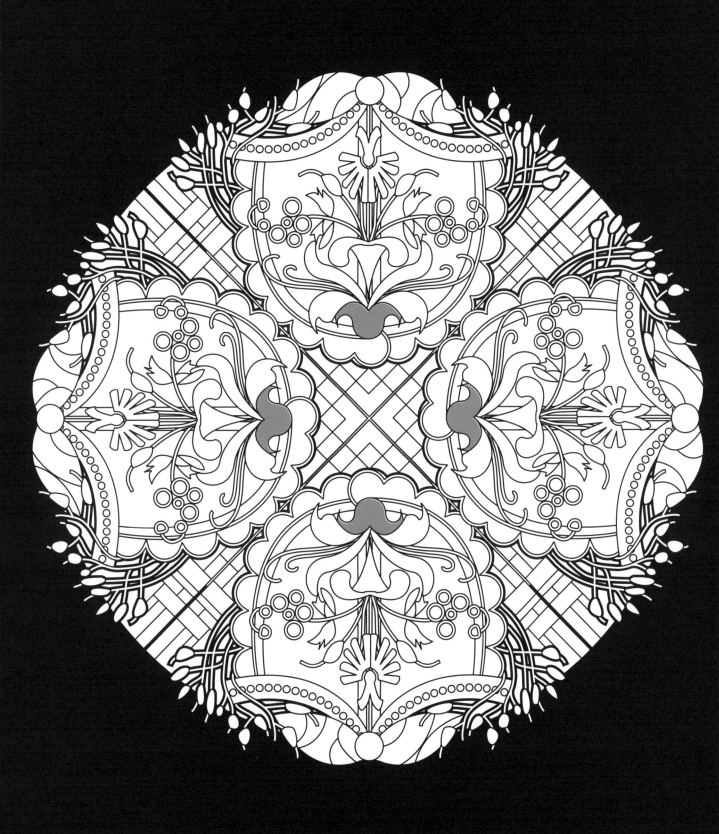

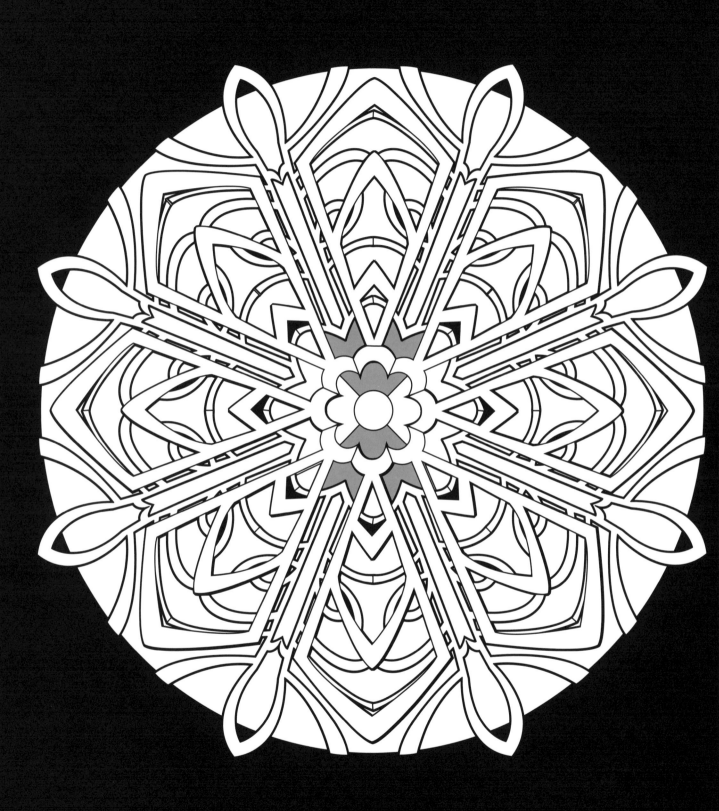

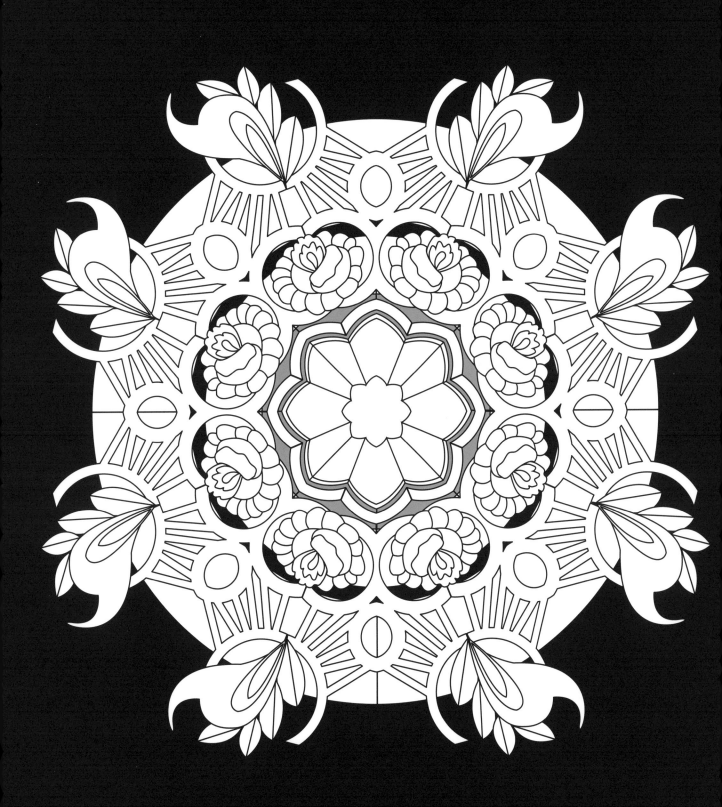

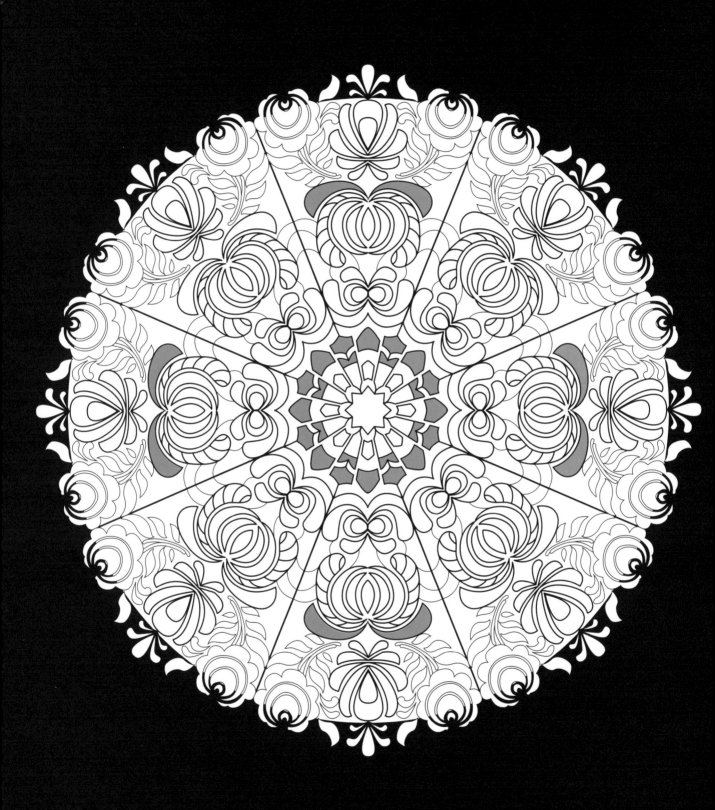

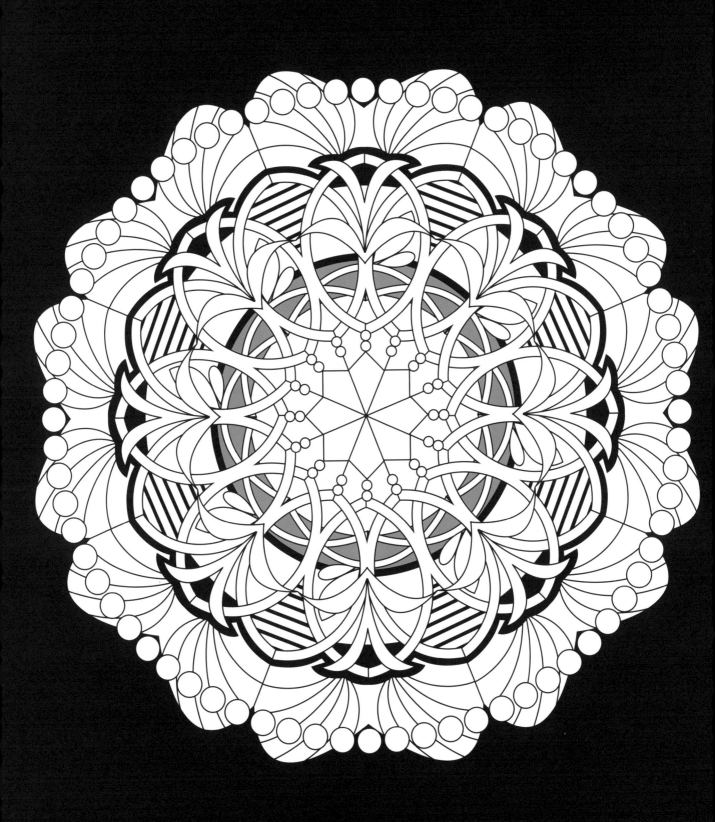

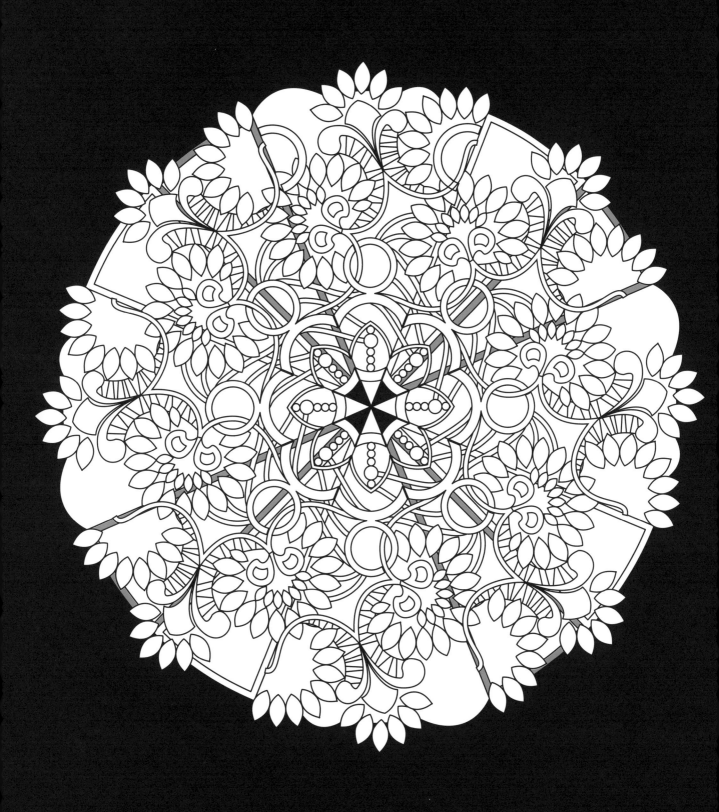

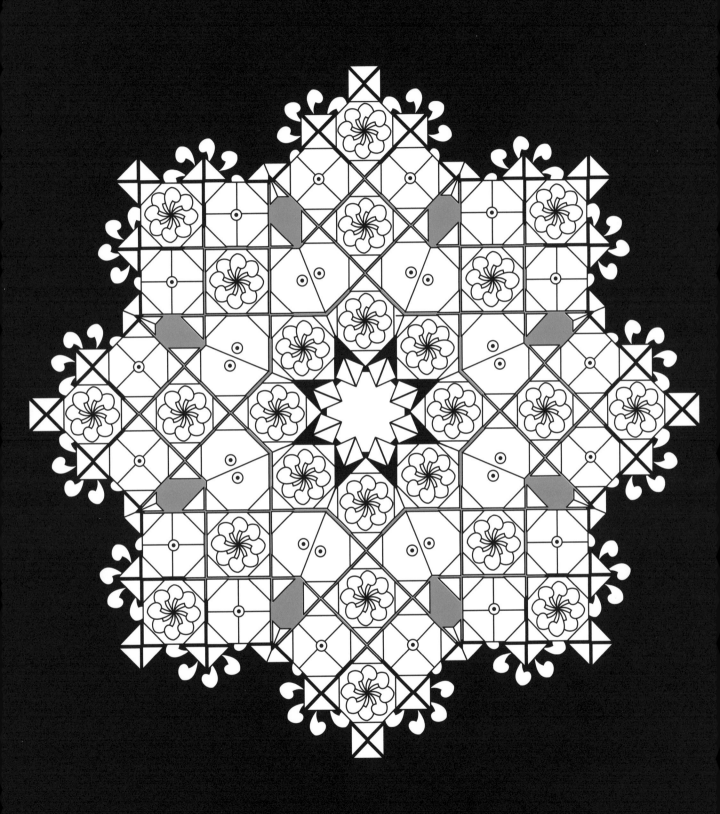

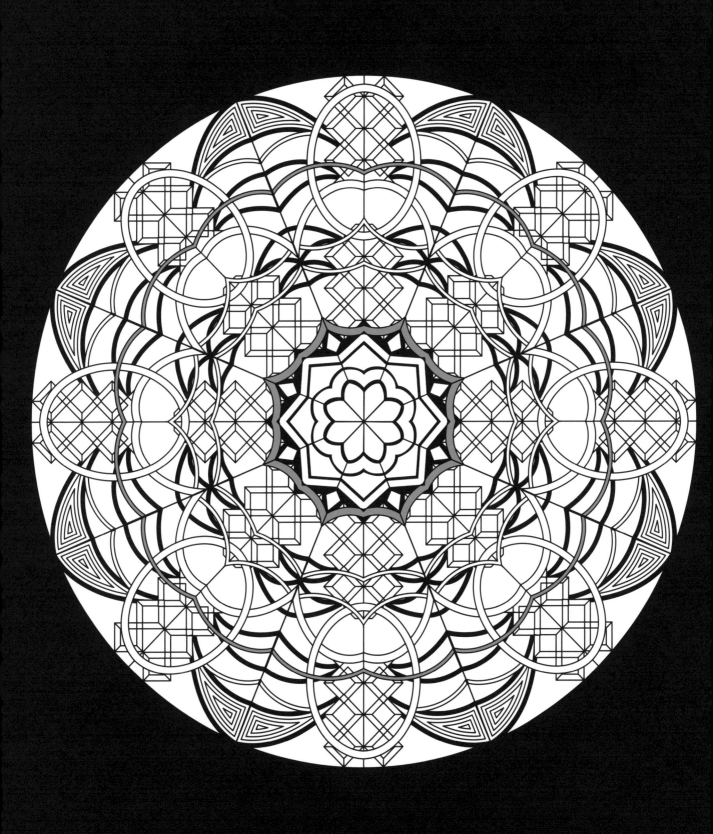

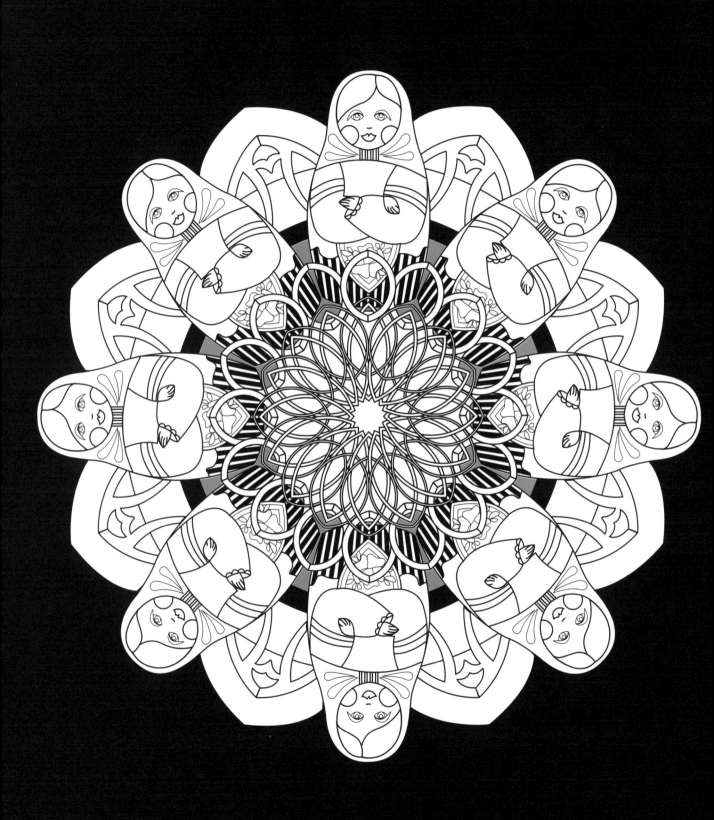

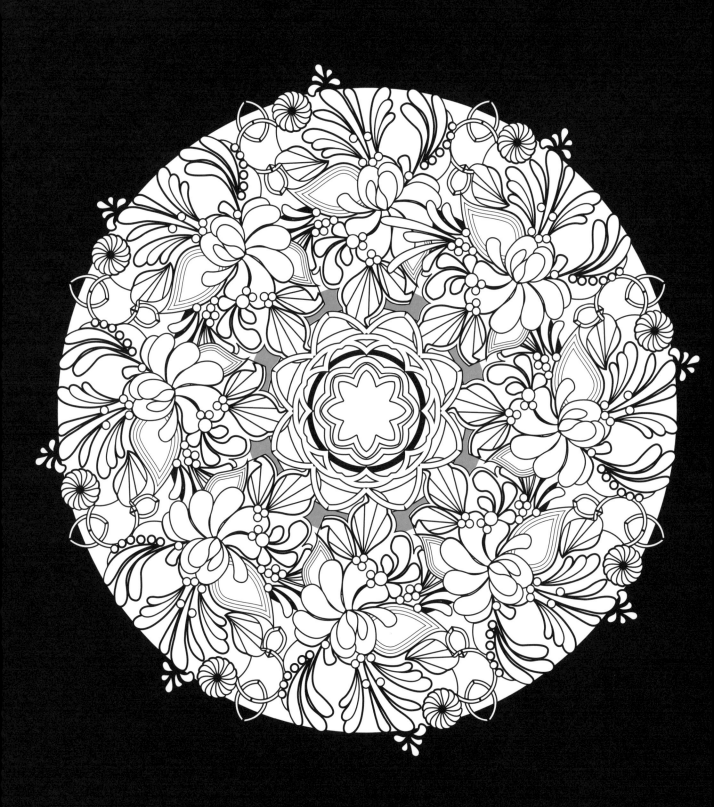

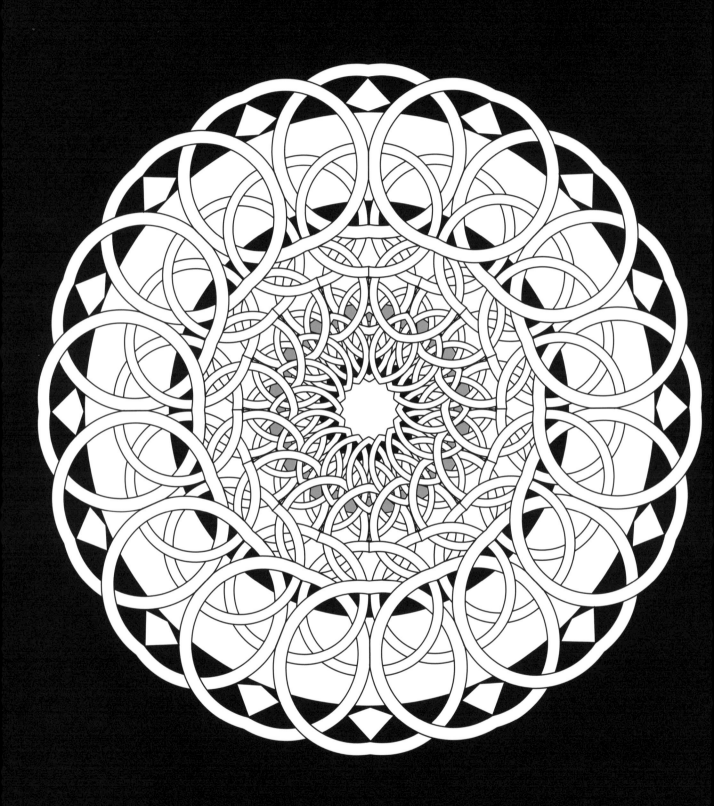

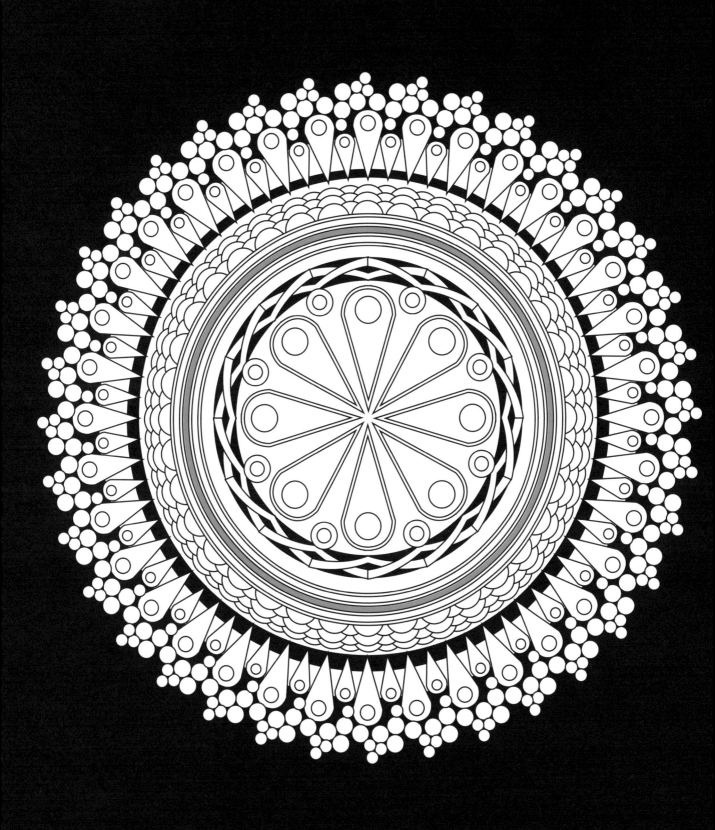

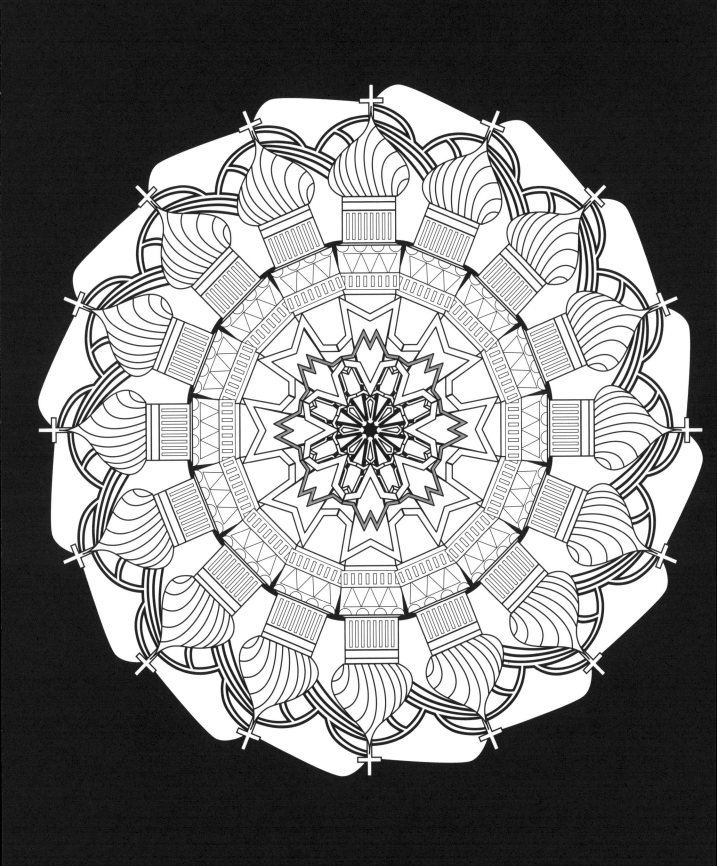

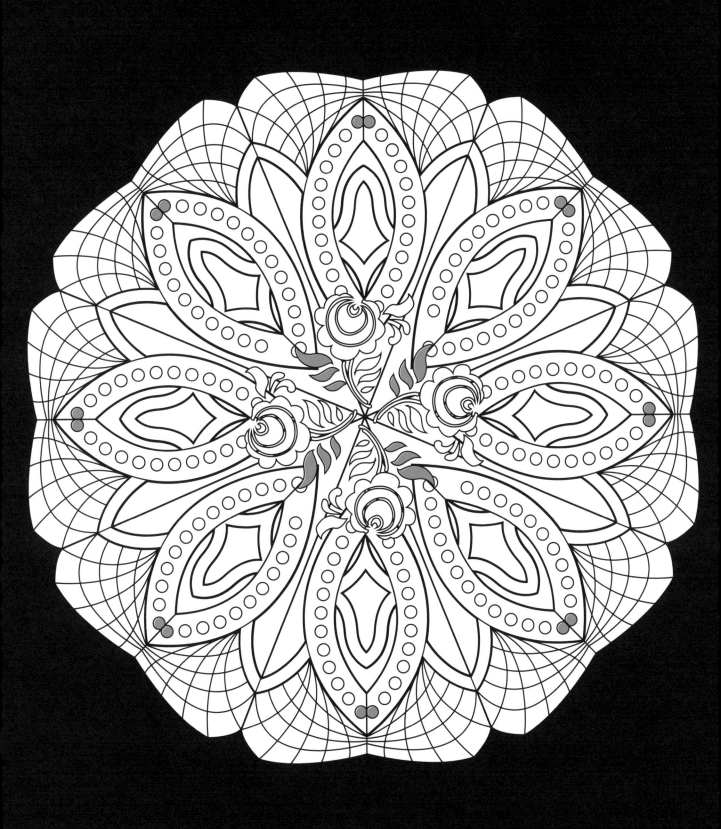

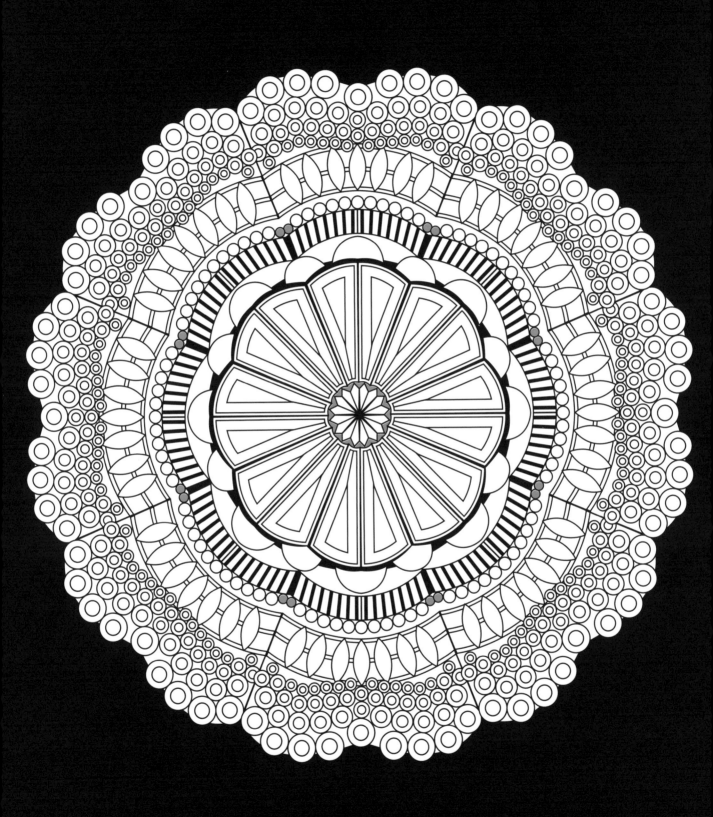

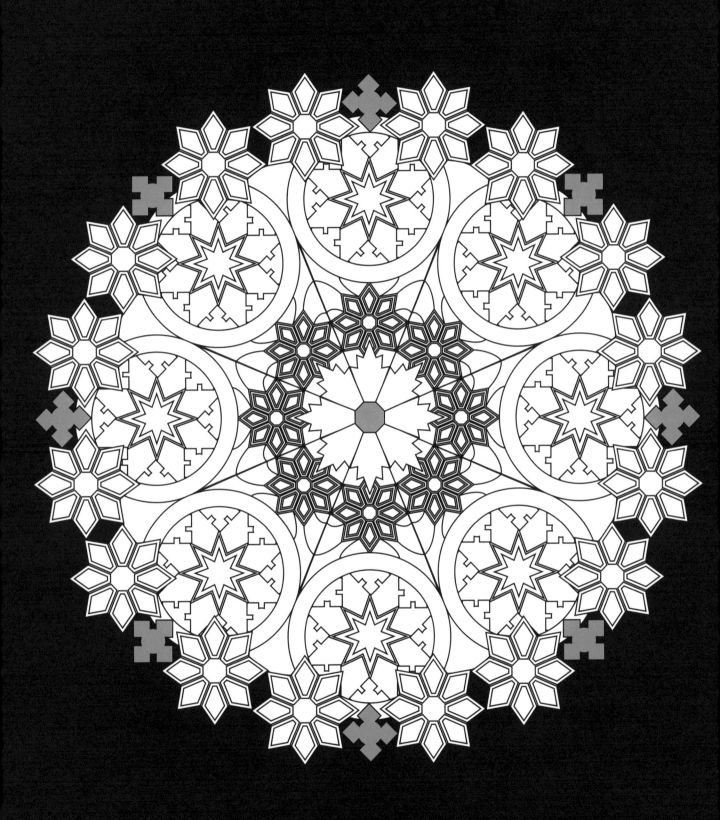

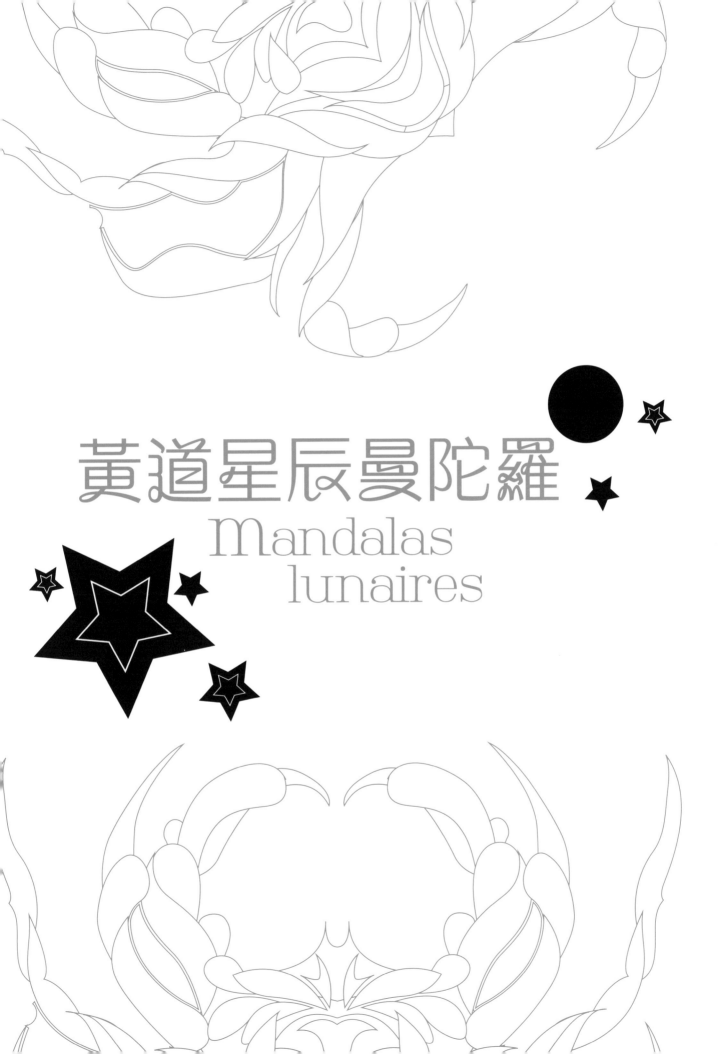

黃道星辰曼陀羅
Mandalas lunaires

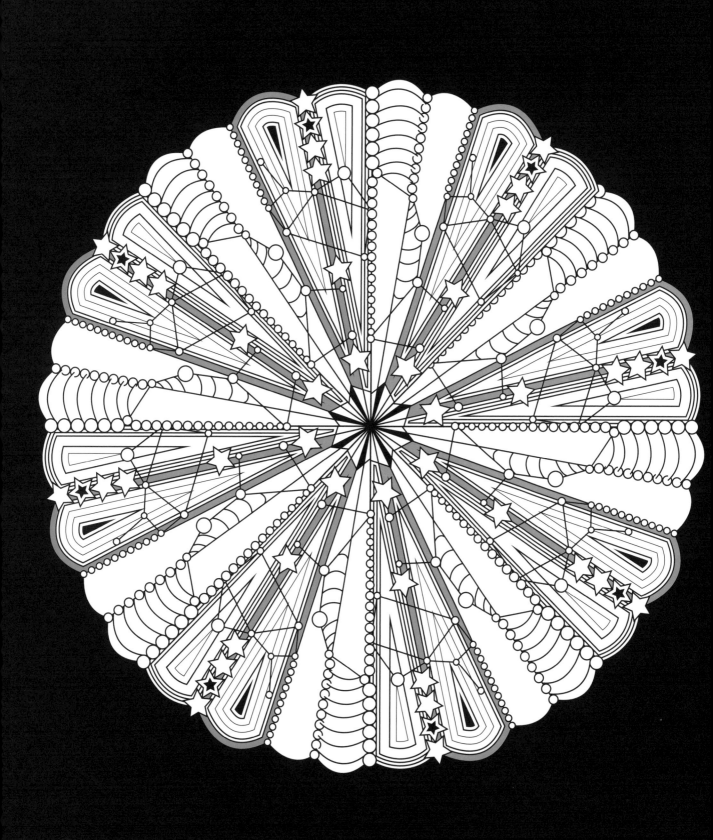

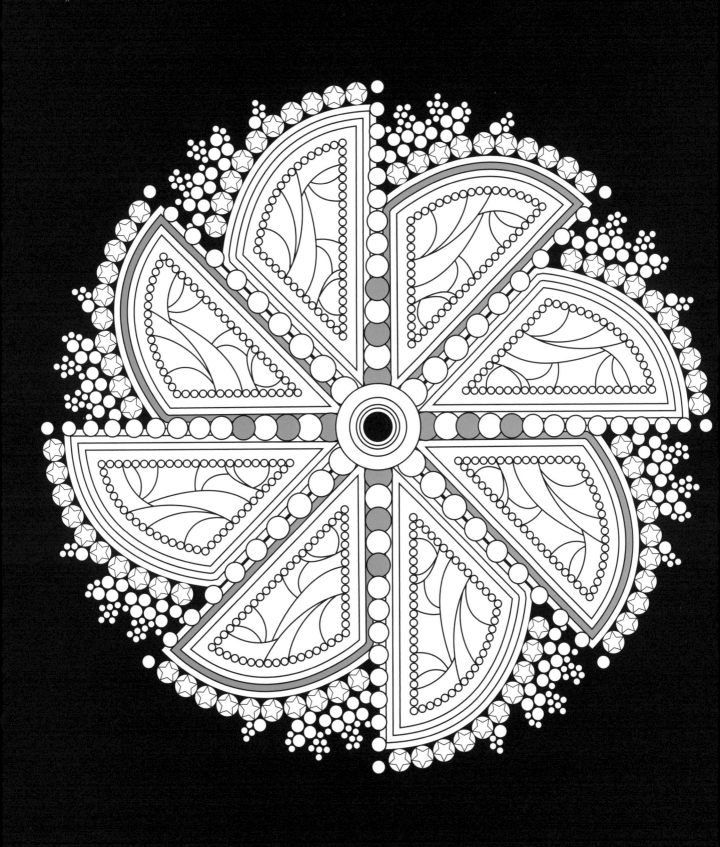

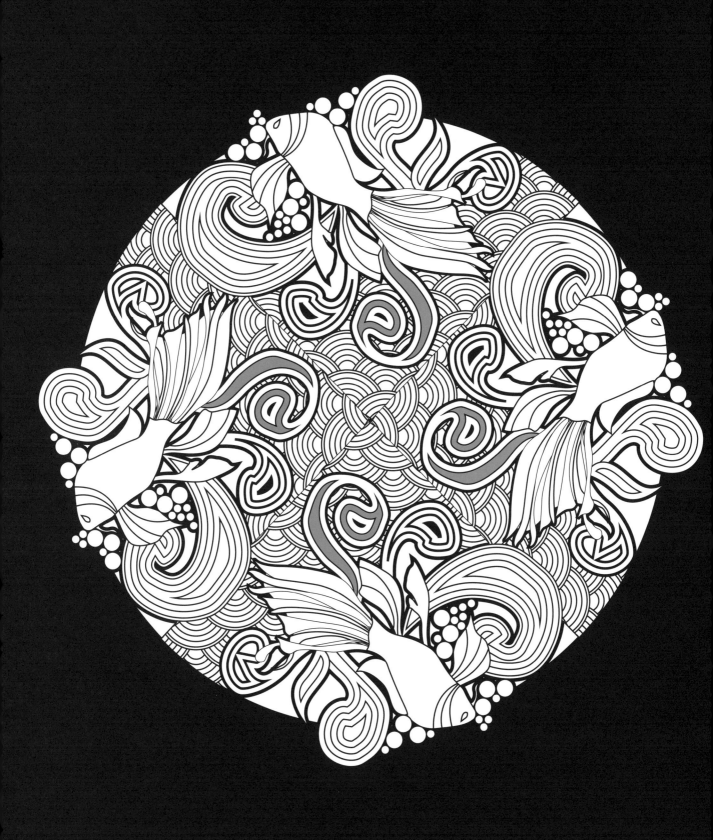

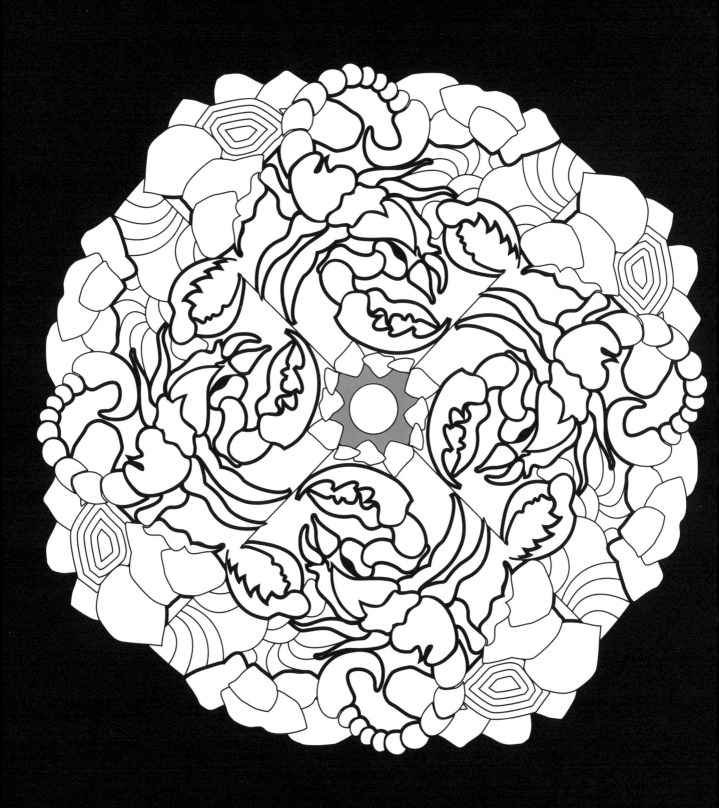

.

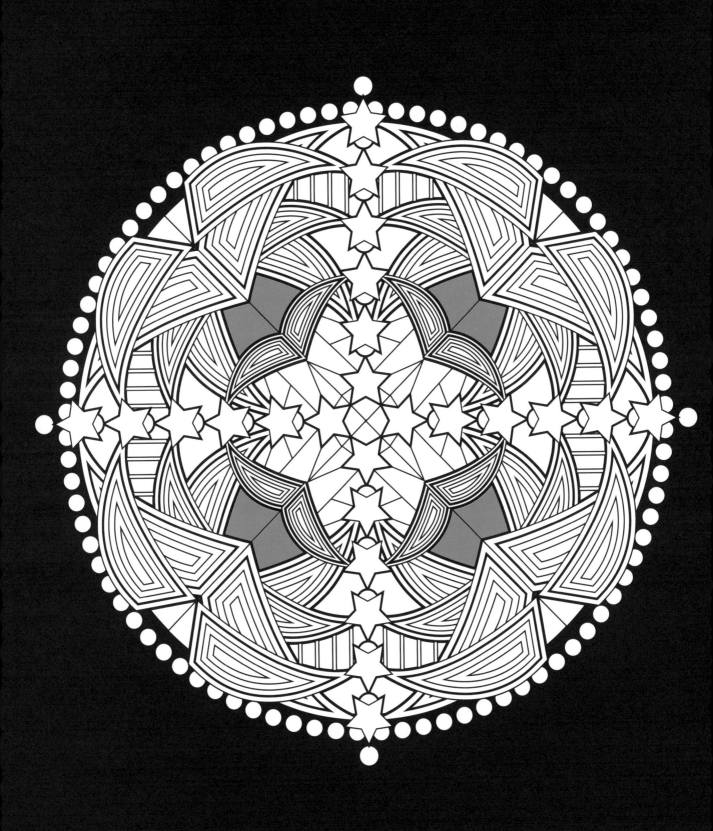

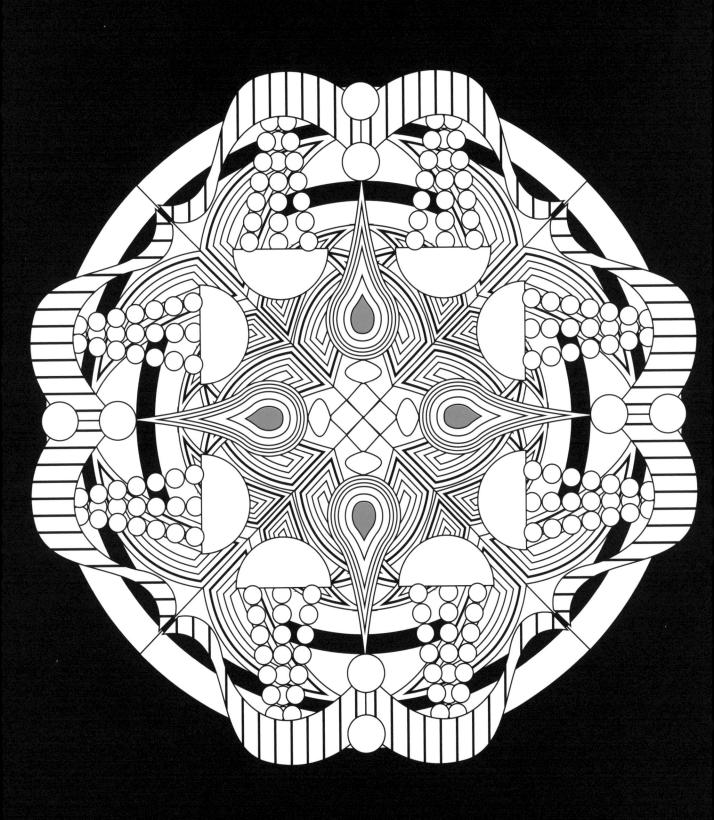

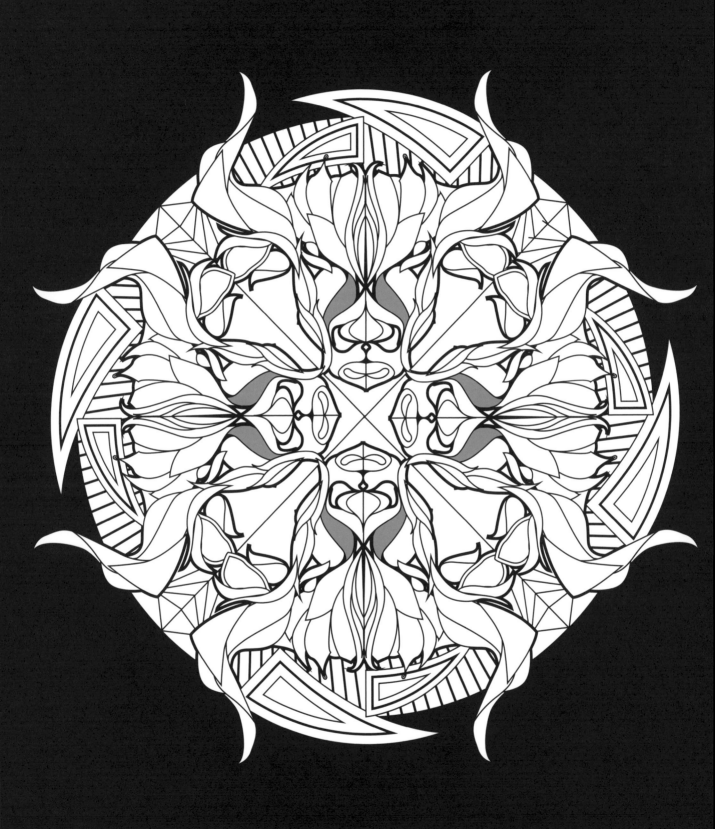

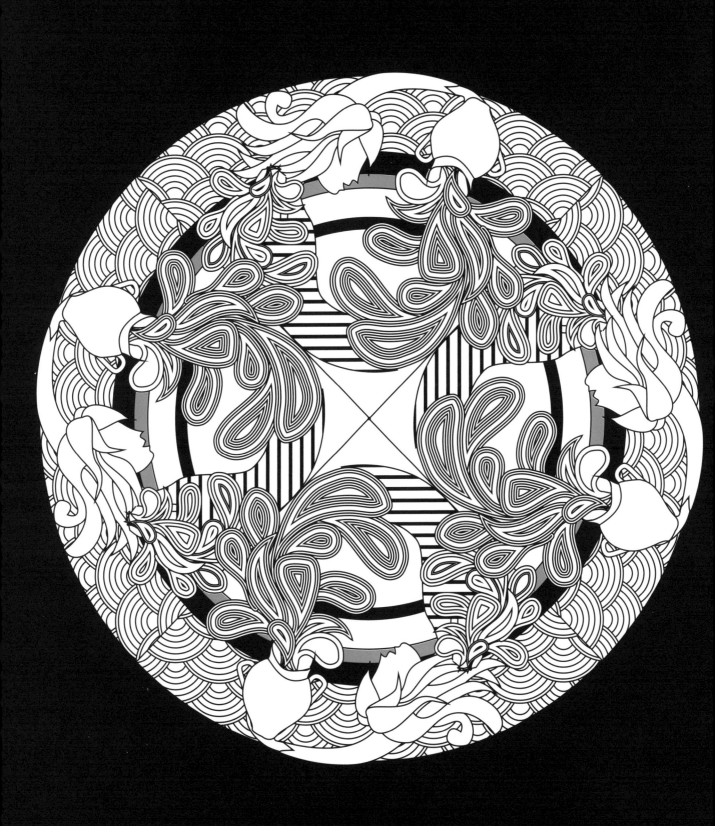

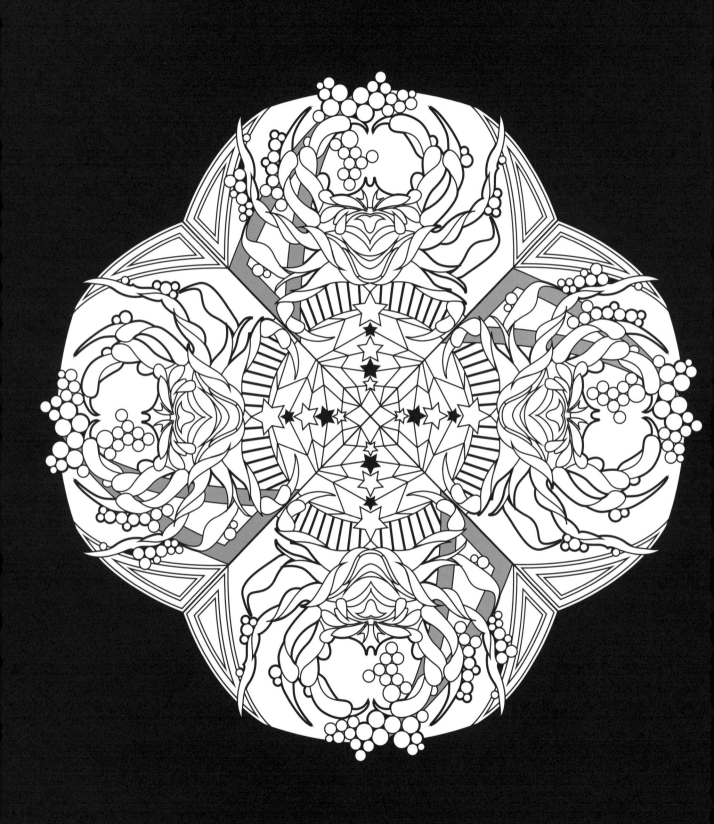

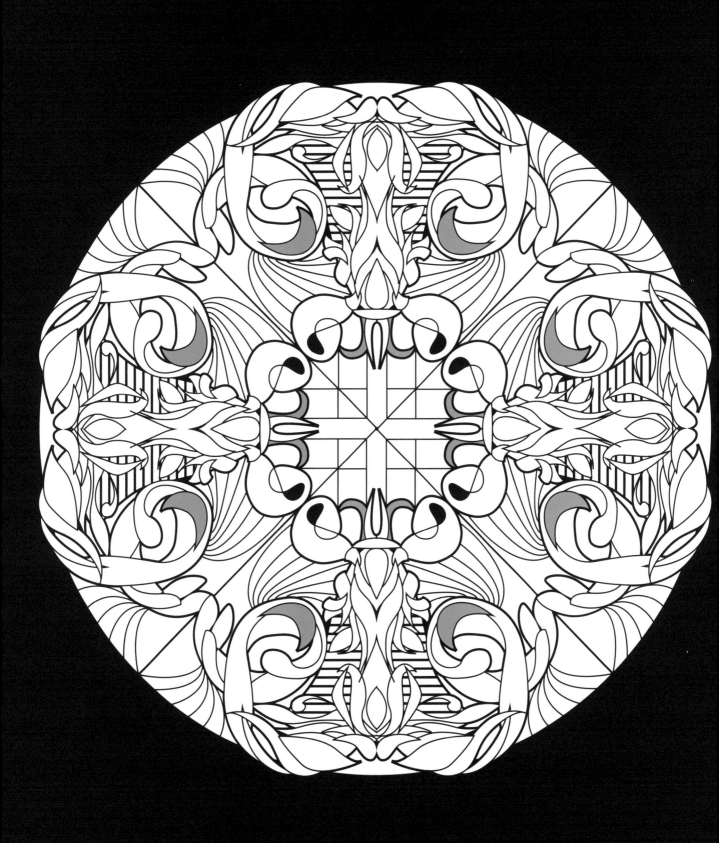

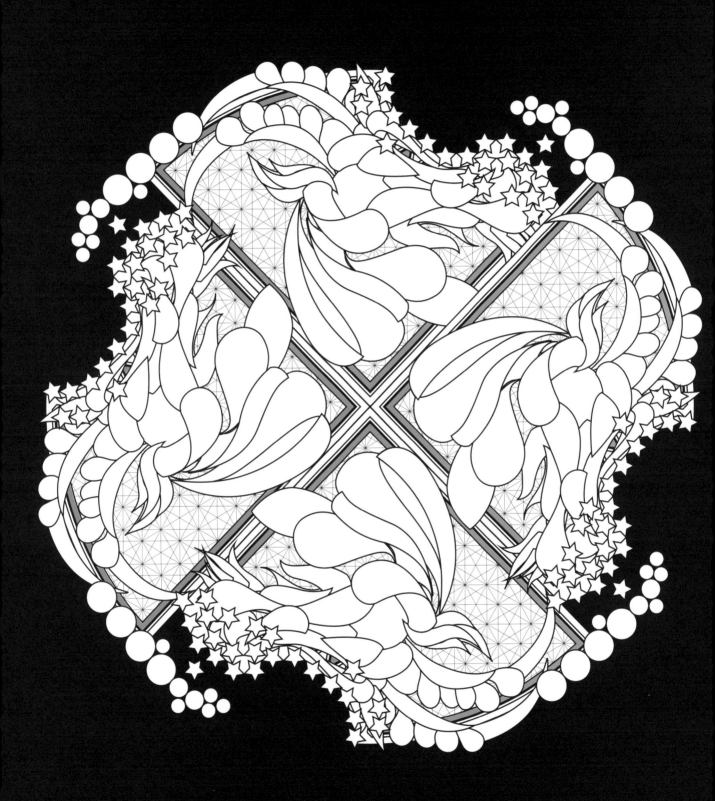

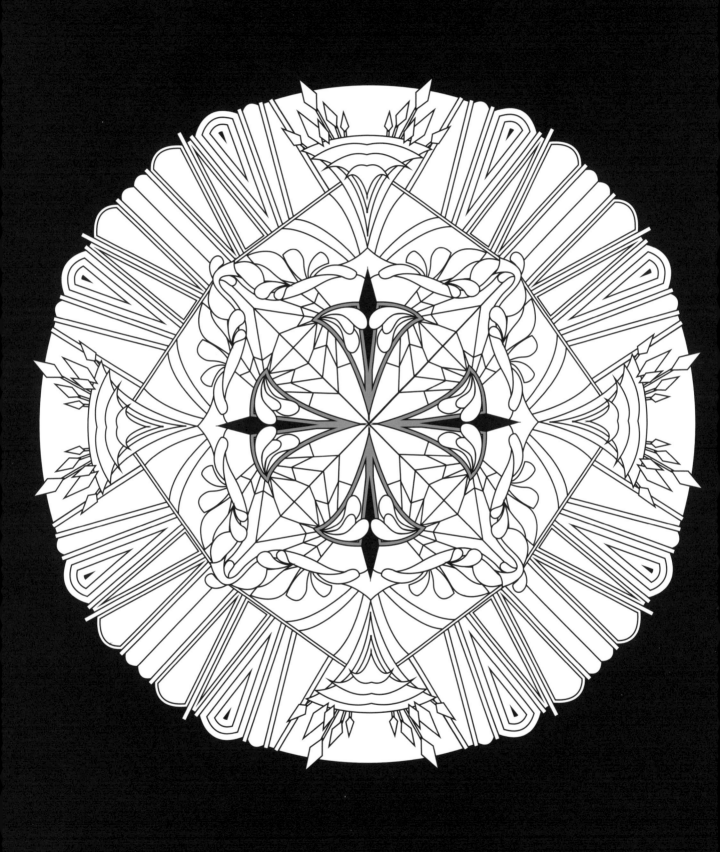

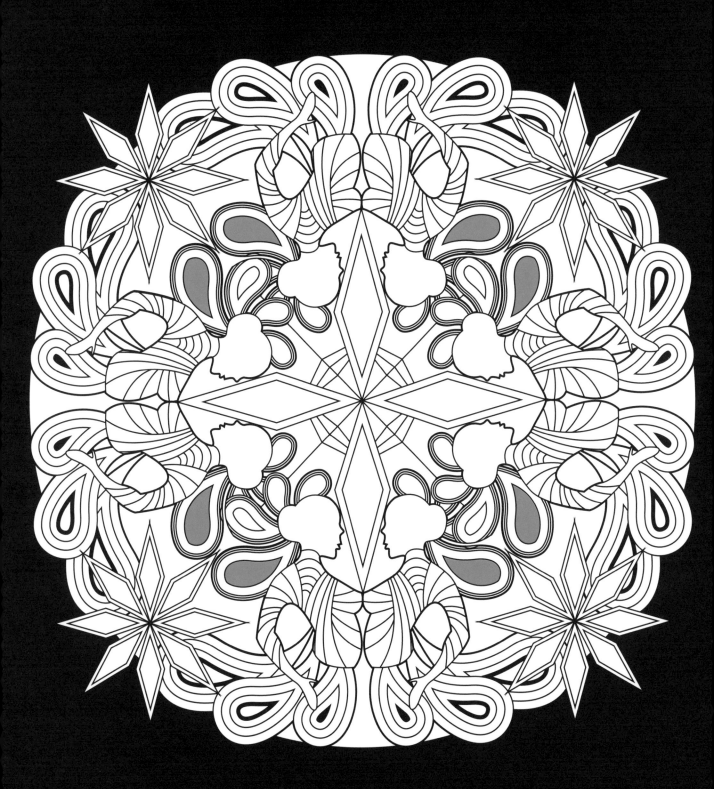

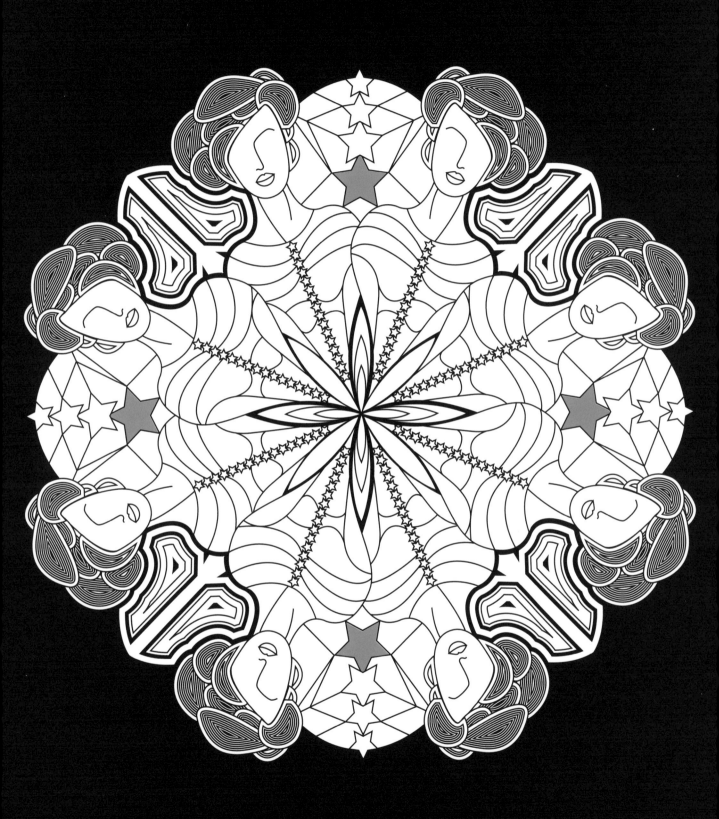

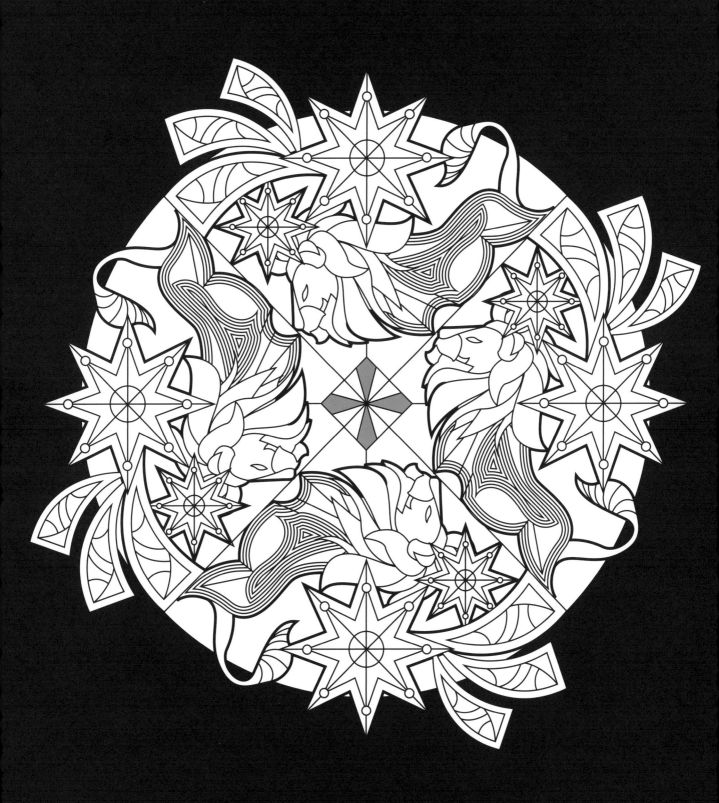

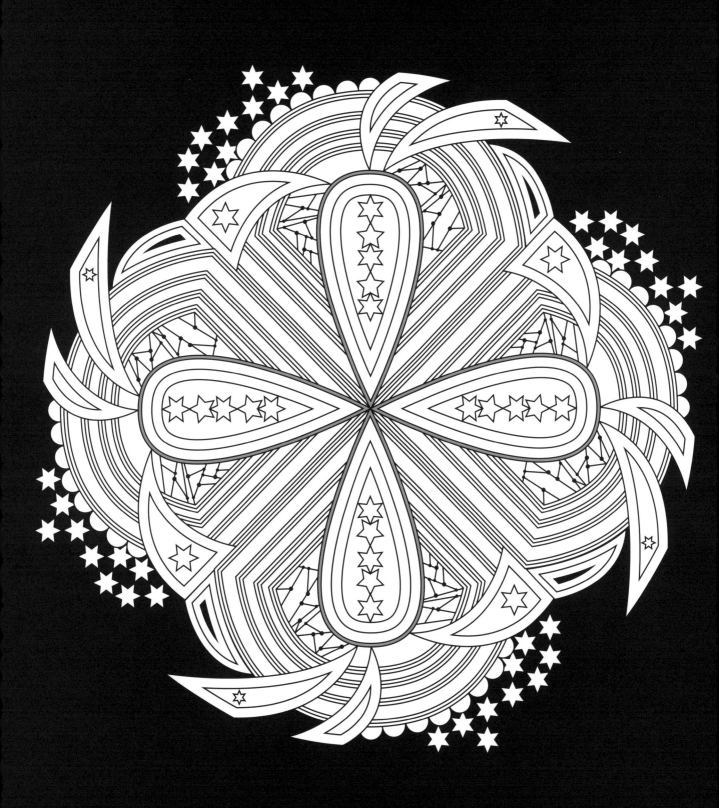

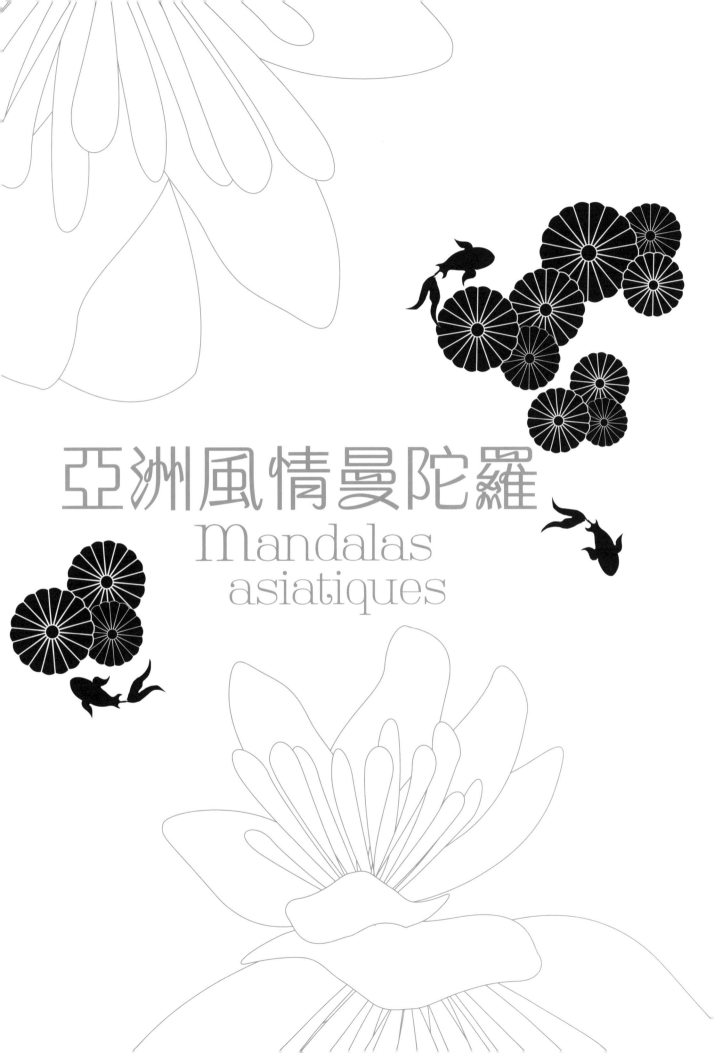

亞洲風情曼陀羅
Mandalas asiatiques

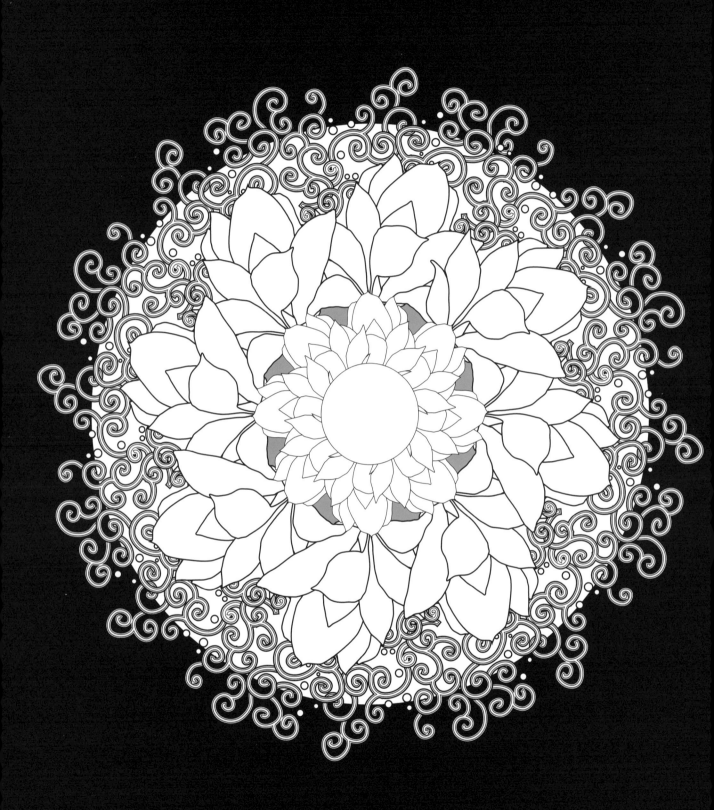

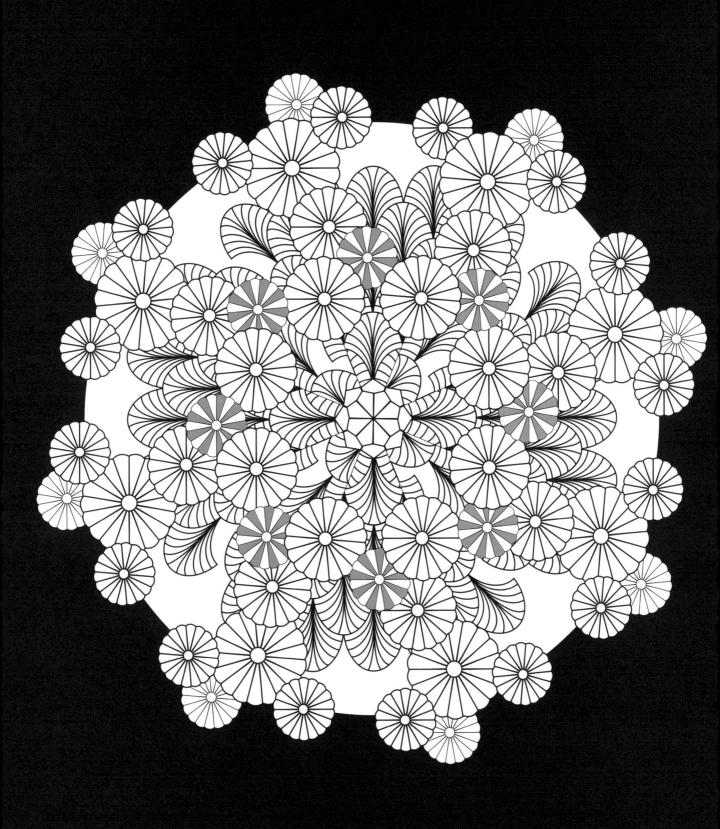

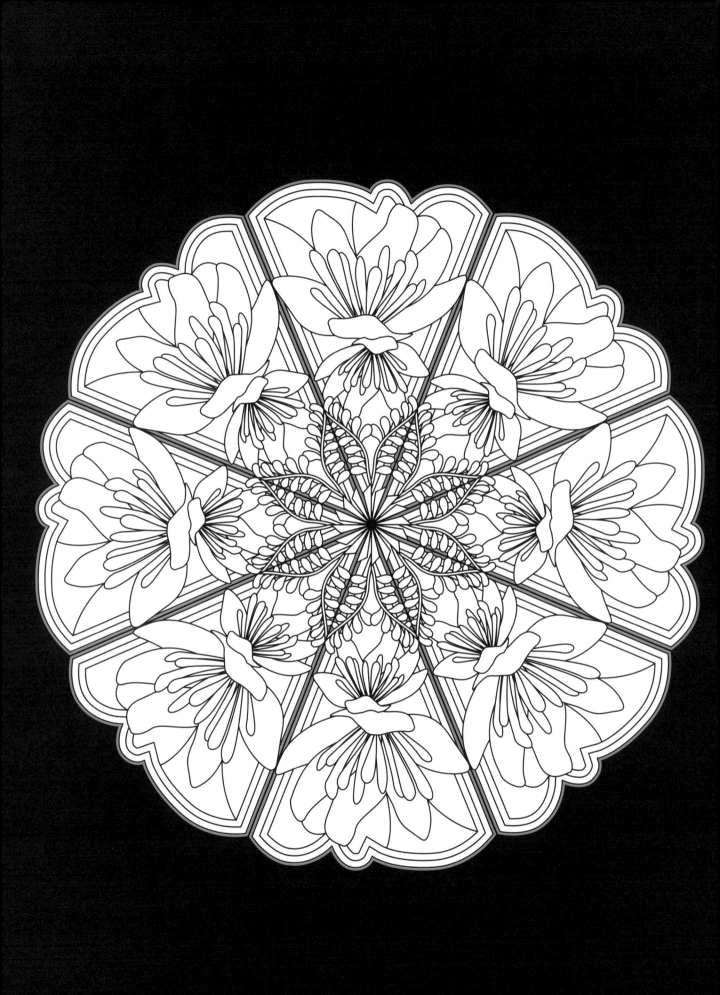

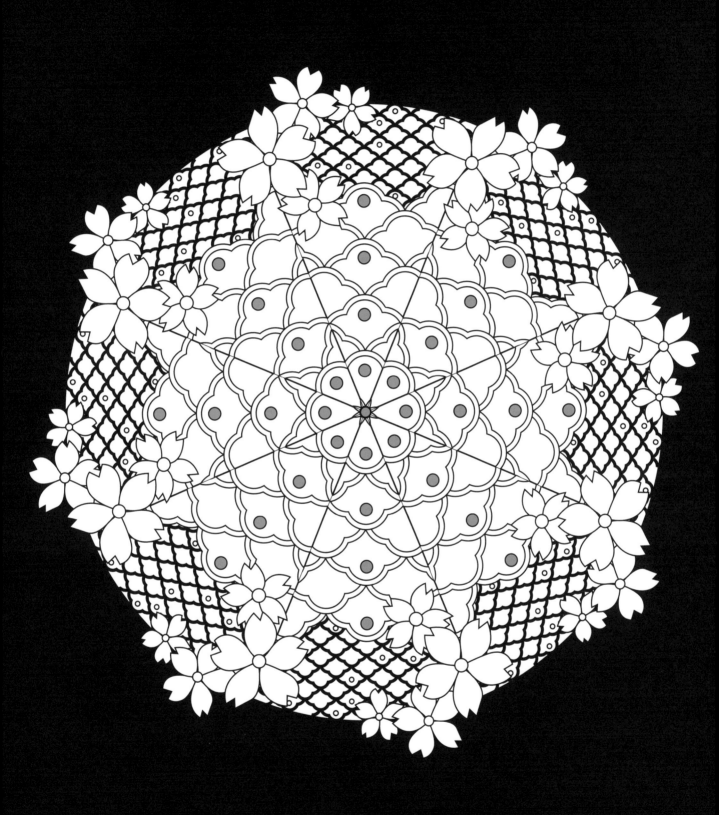

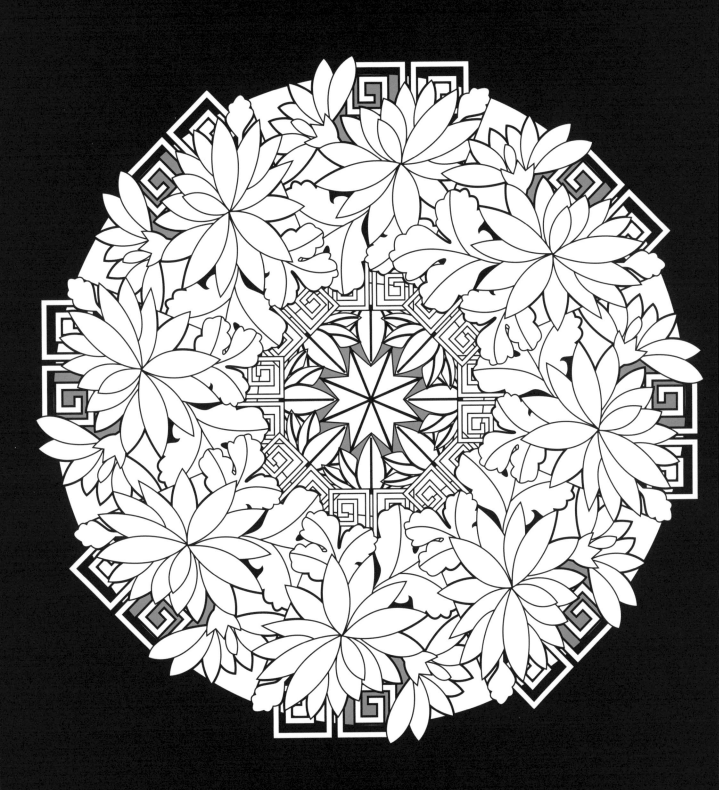

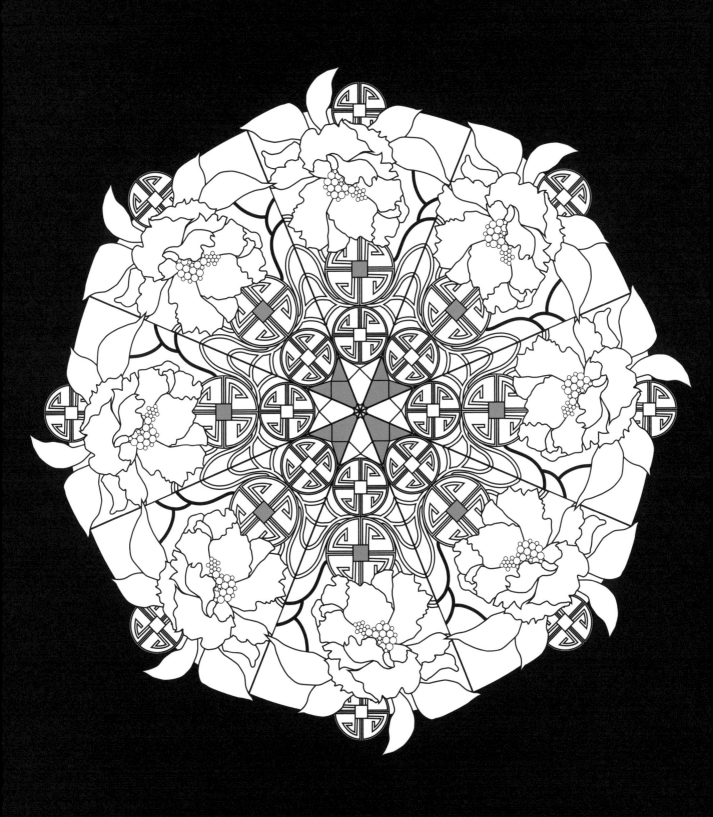

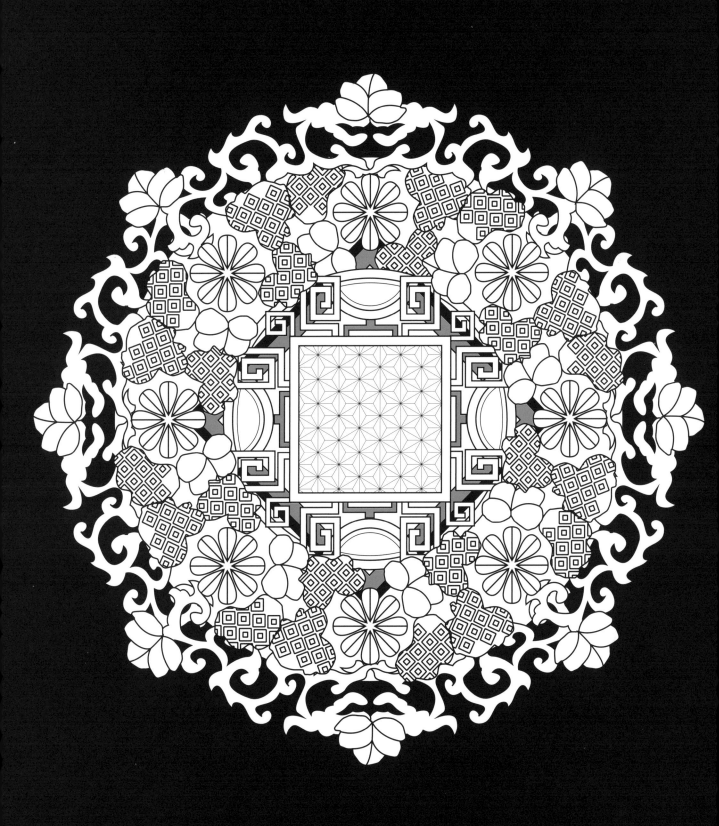

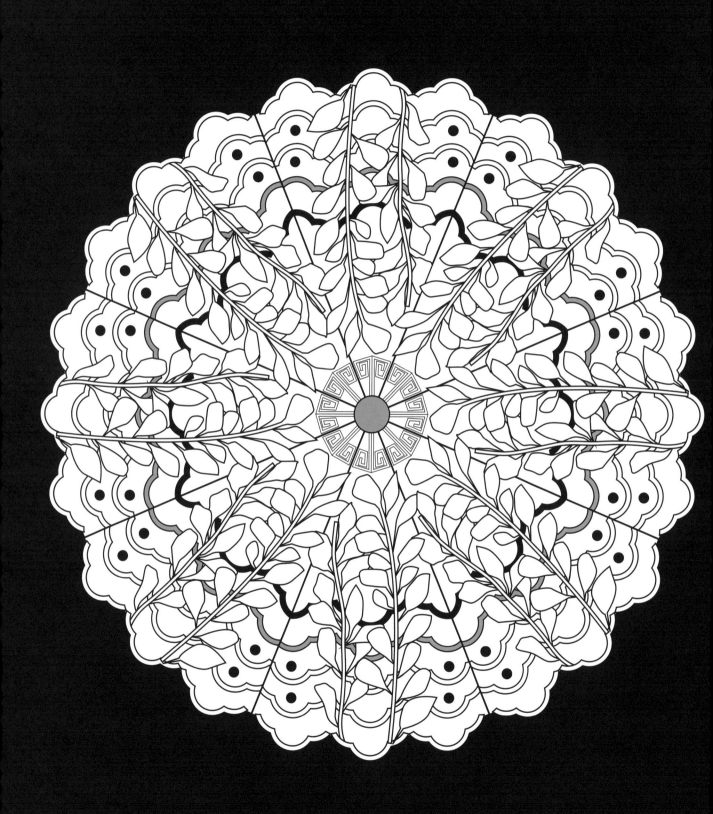

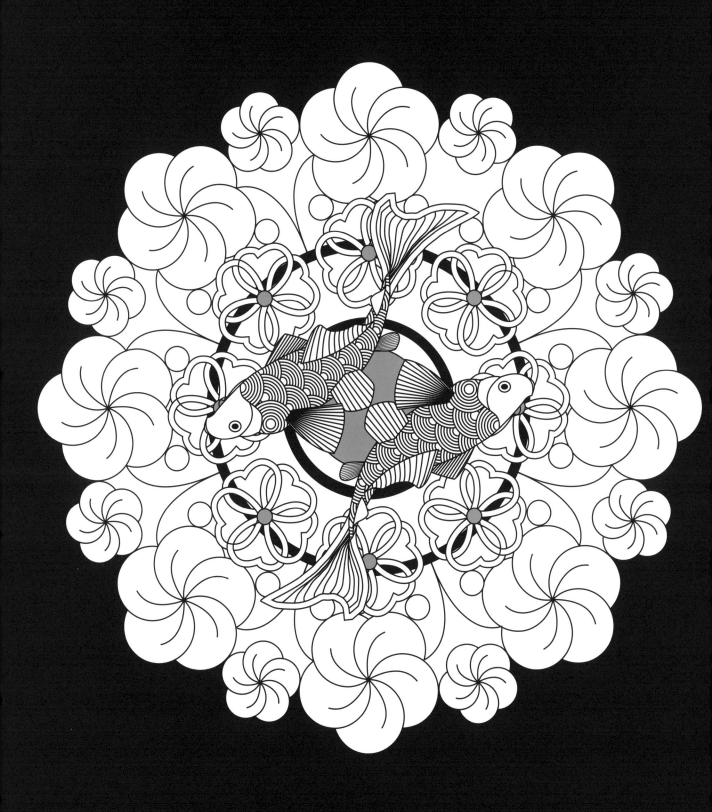

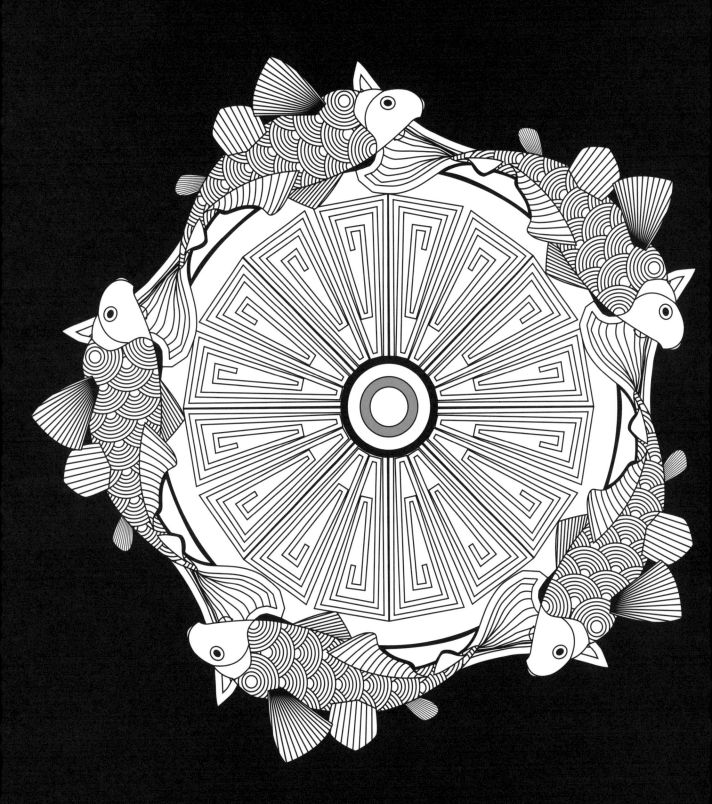

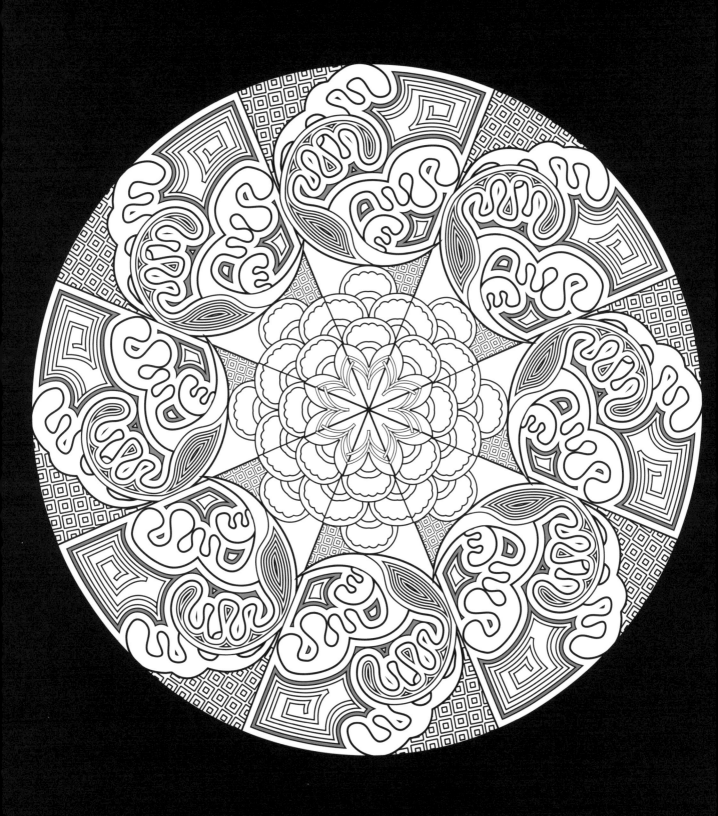

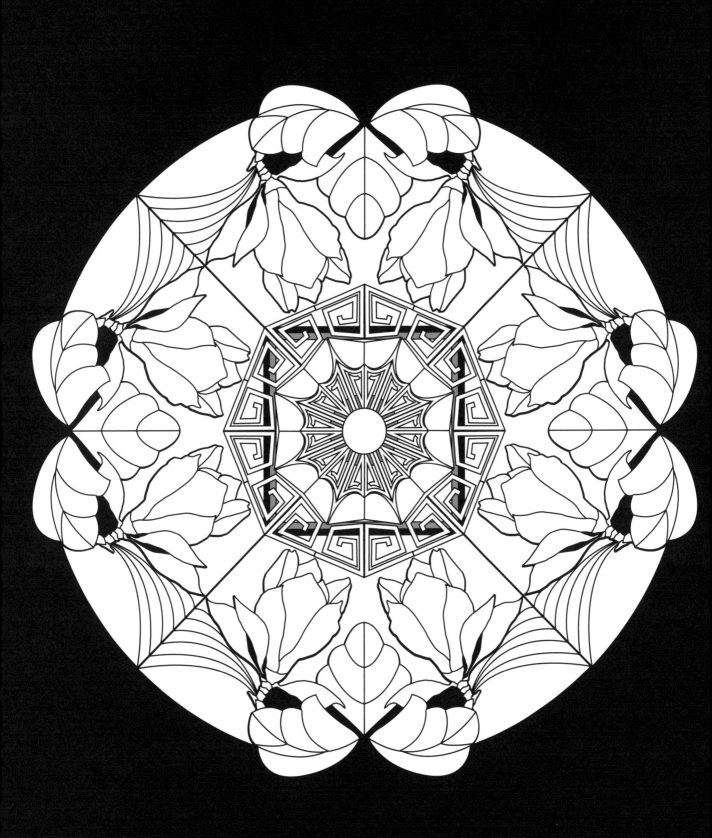

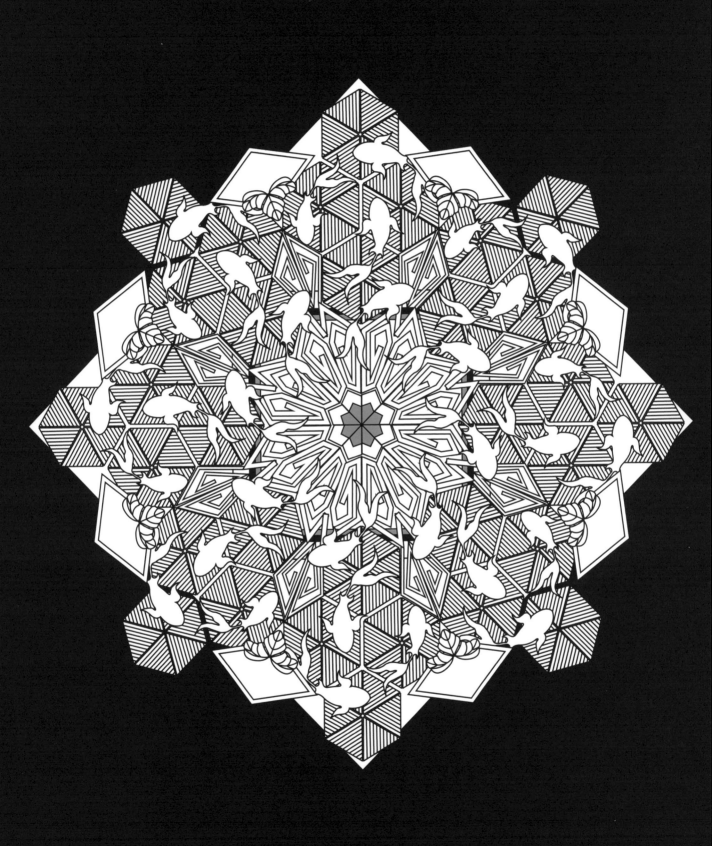

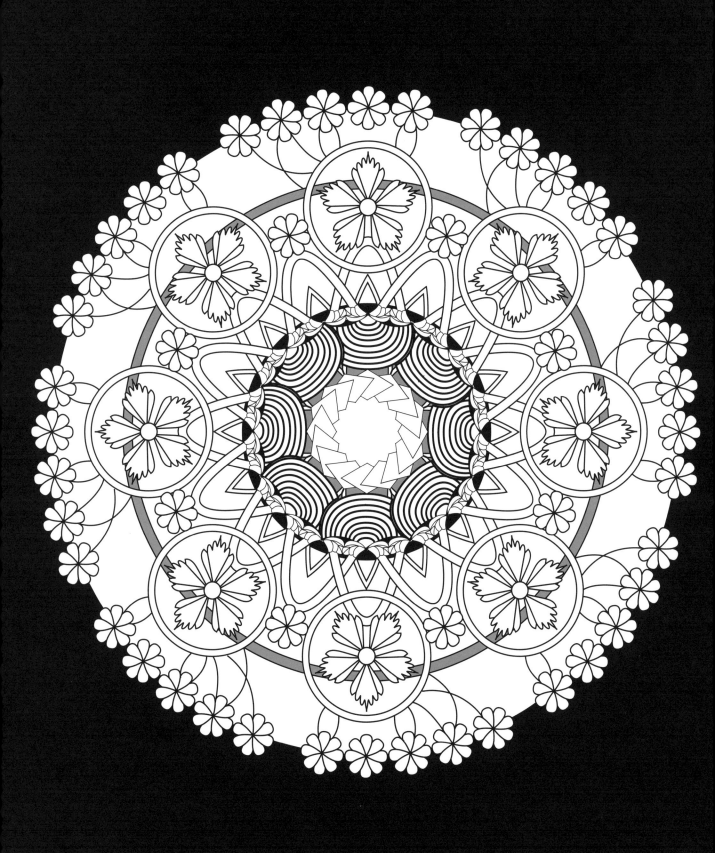

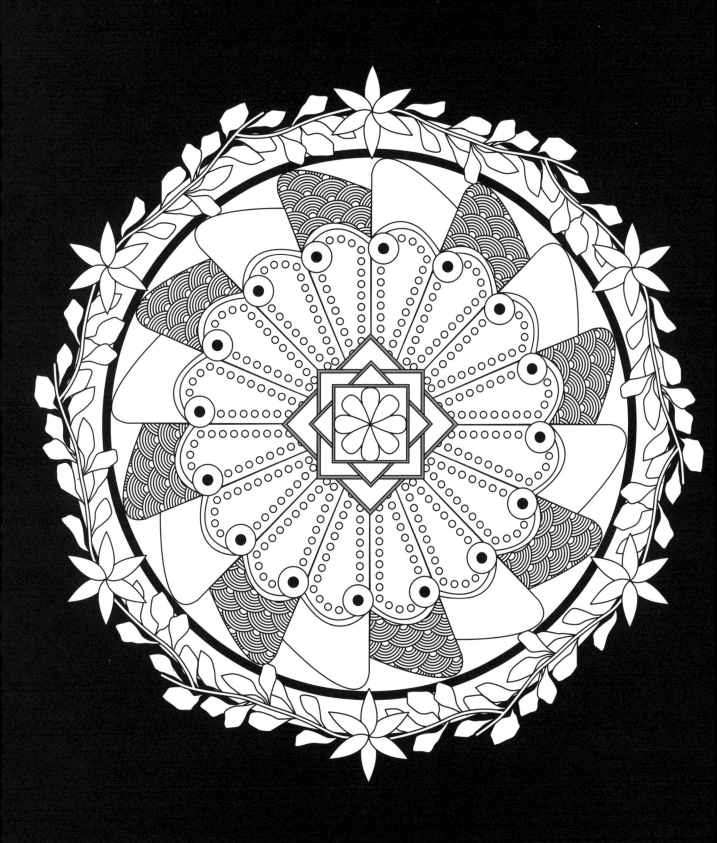

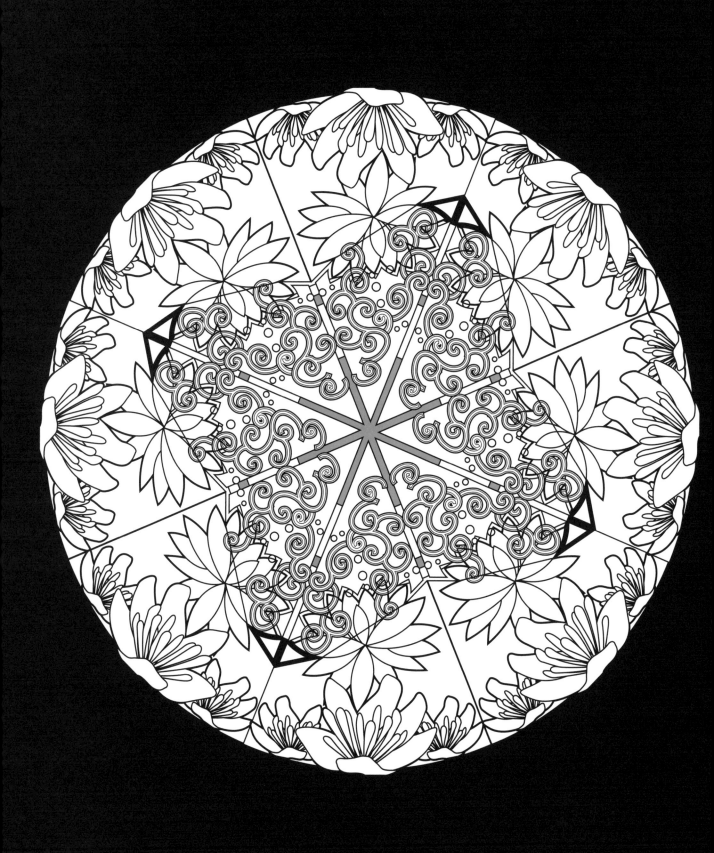

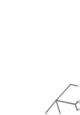

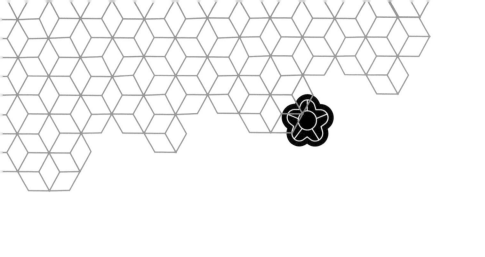

北歐風格曼陀羅
Mandalas
scandinaves

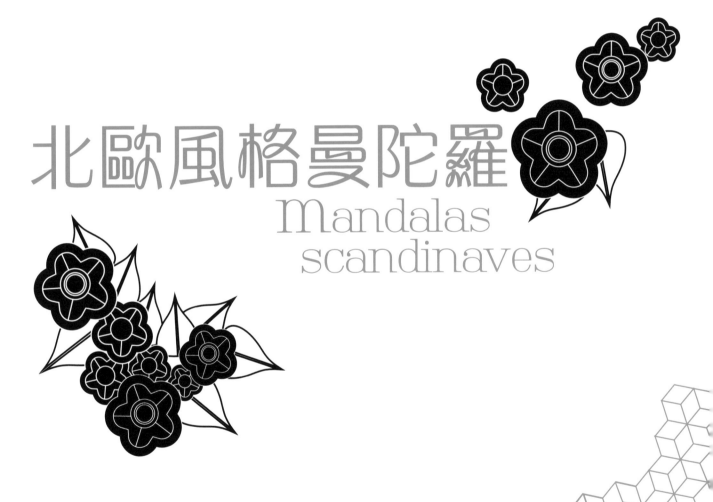

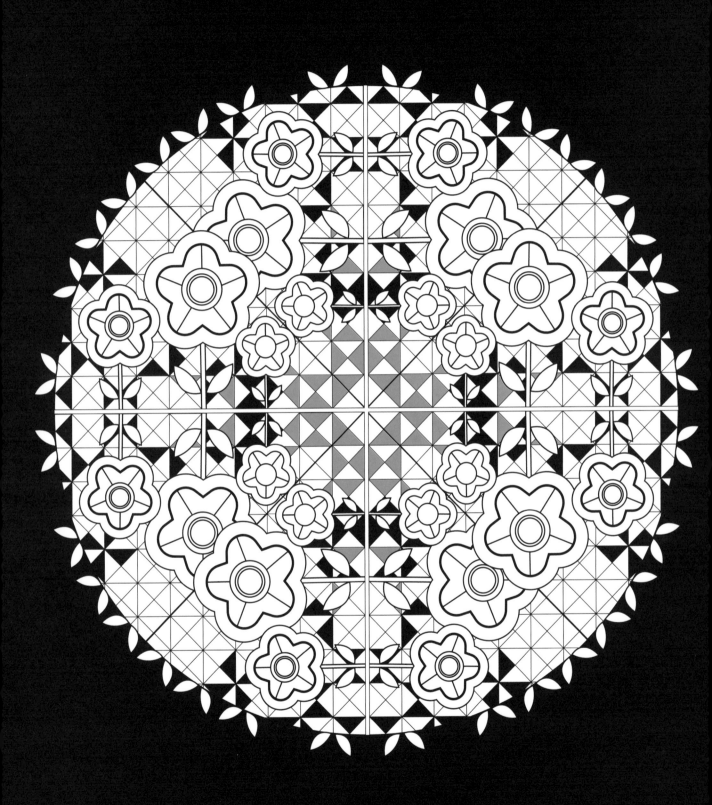

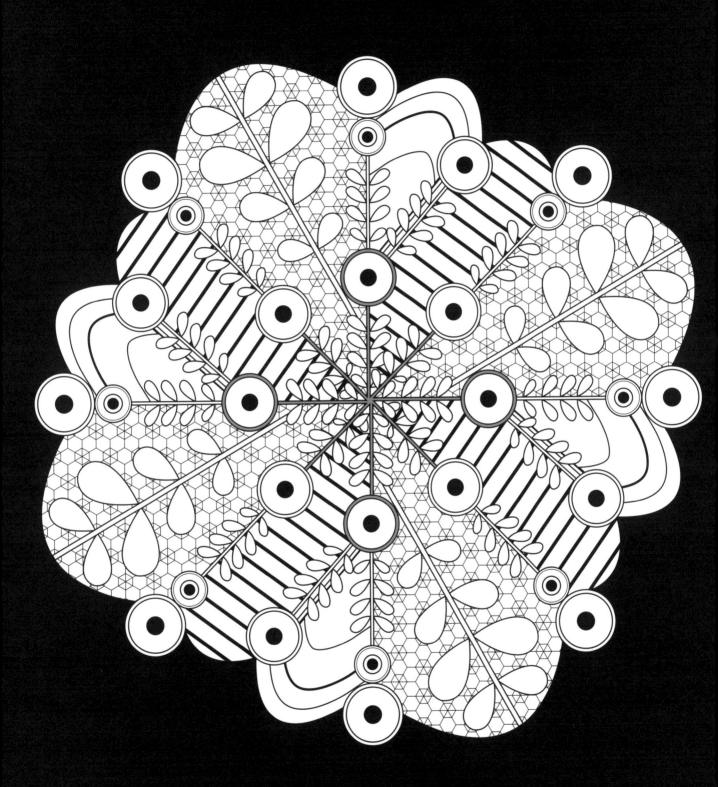

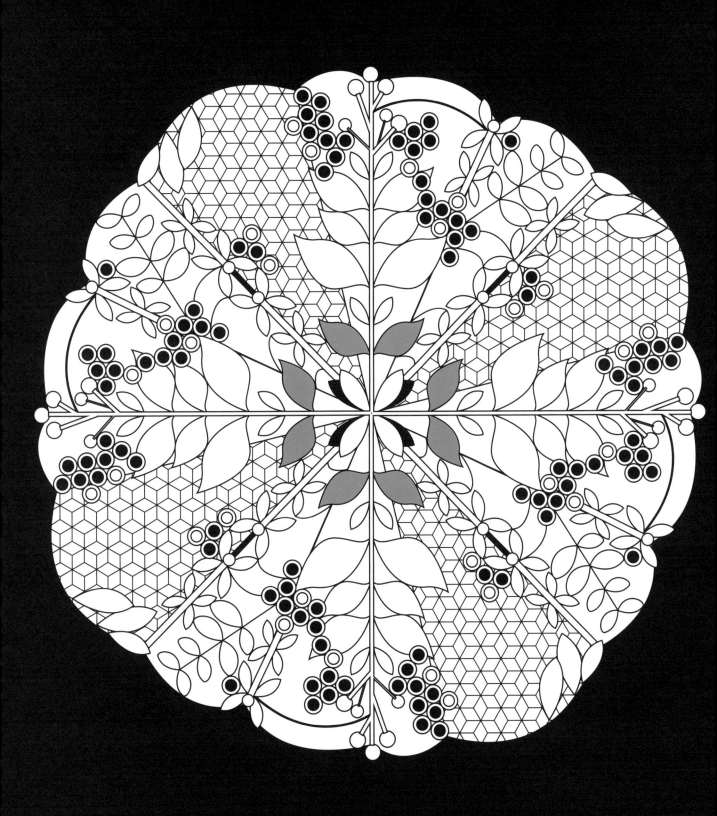

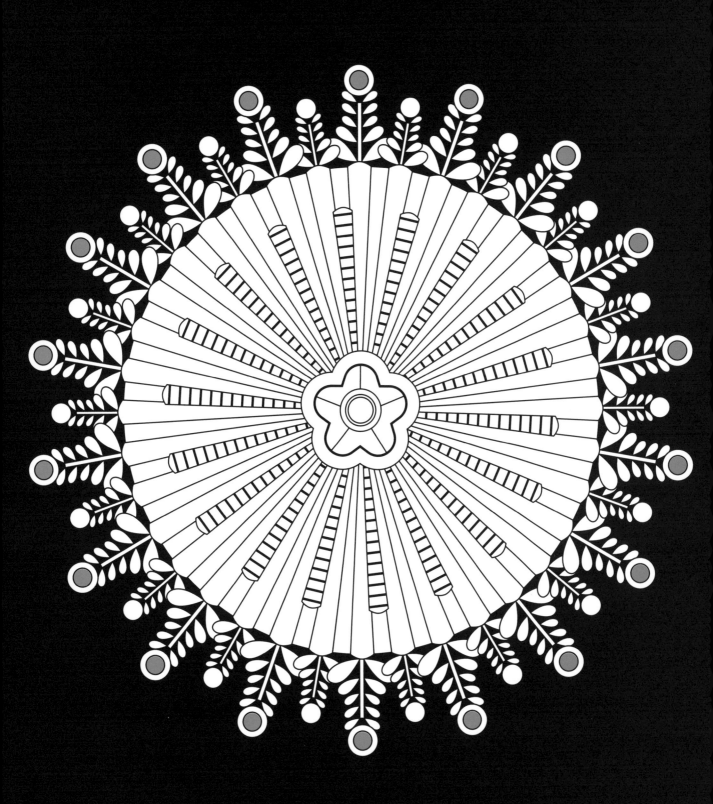

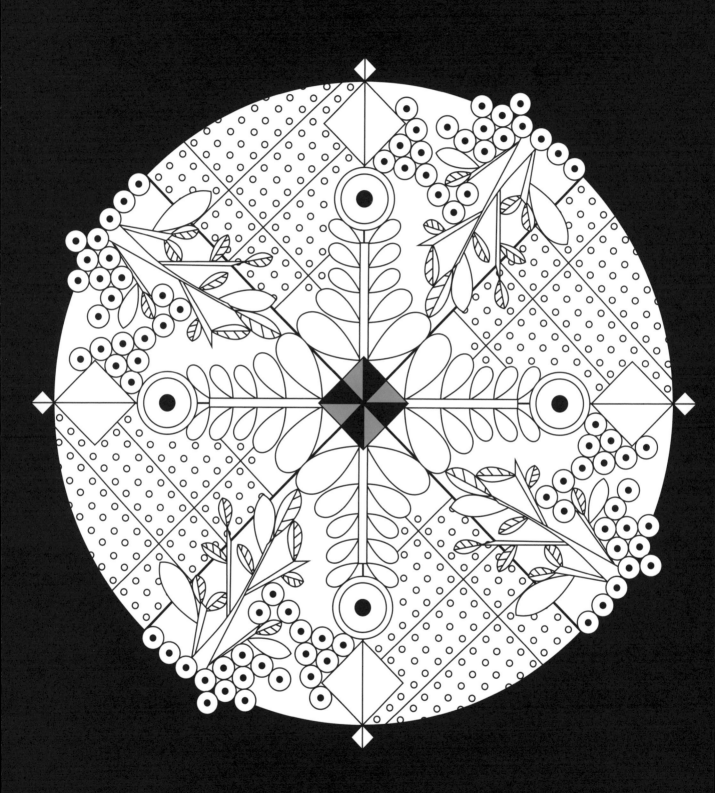

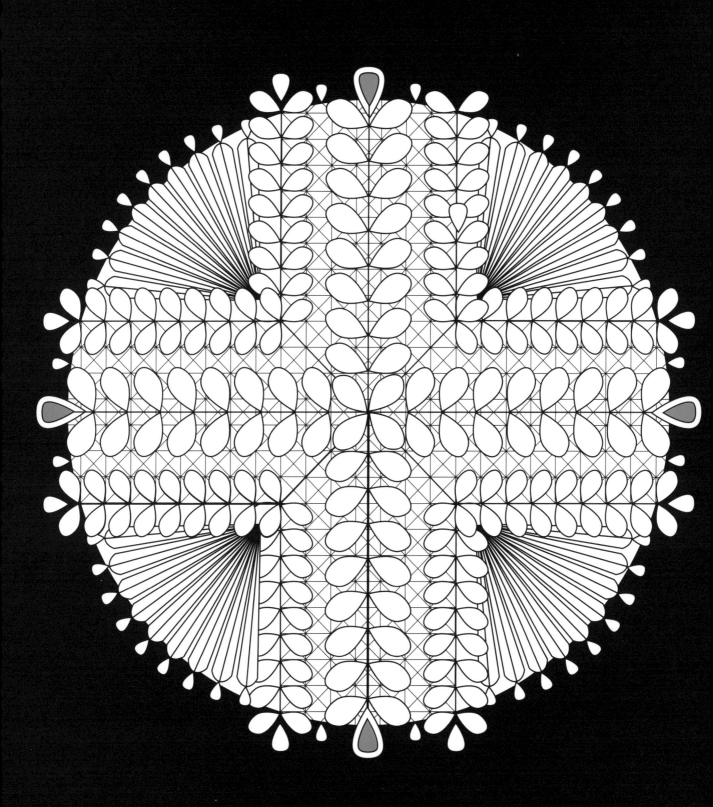

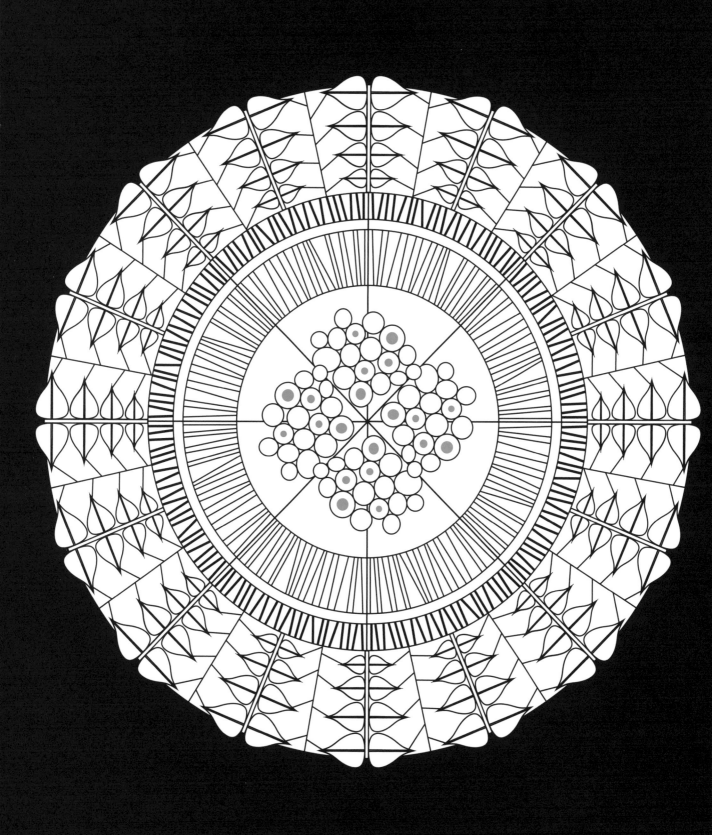

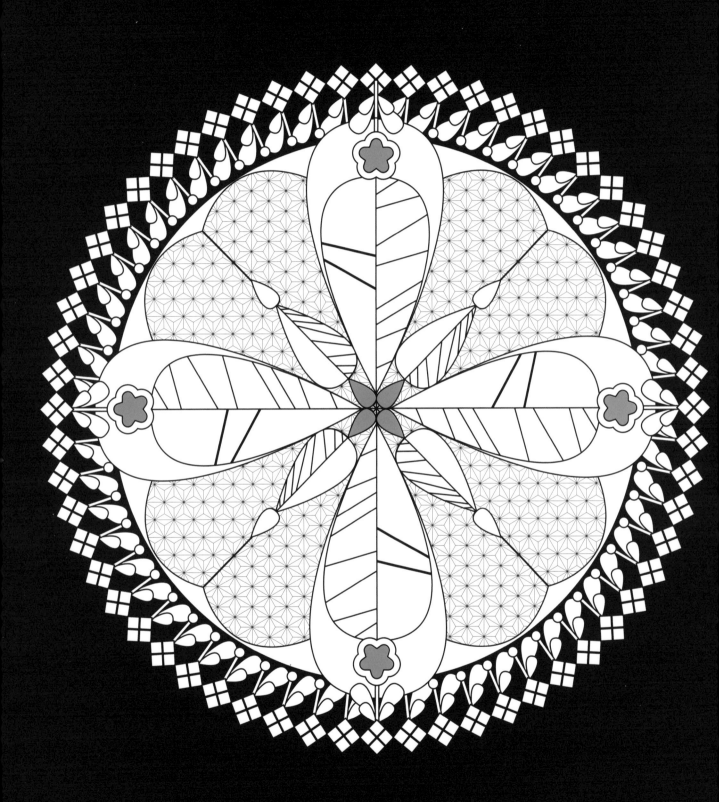

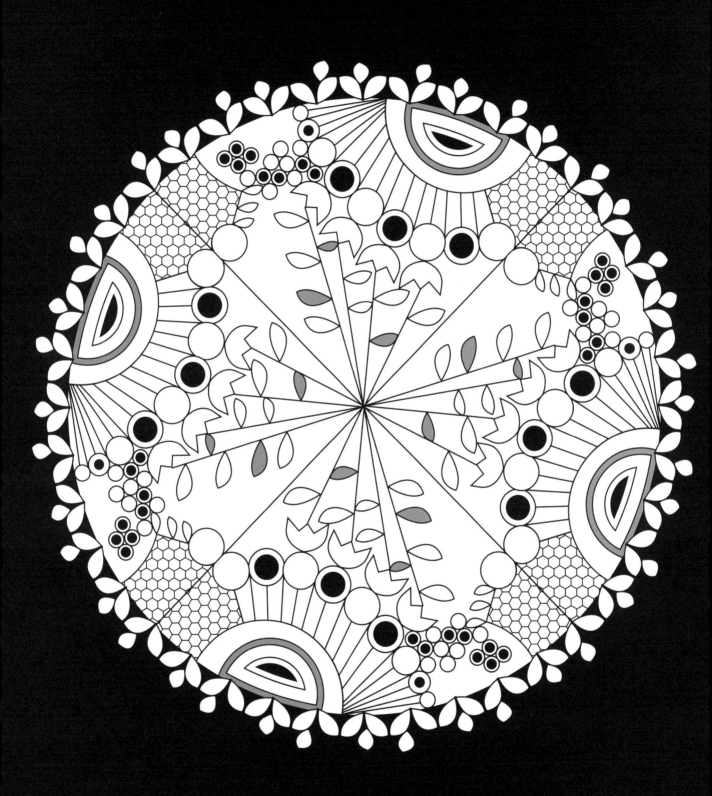

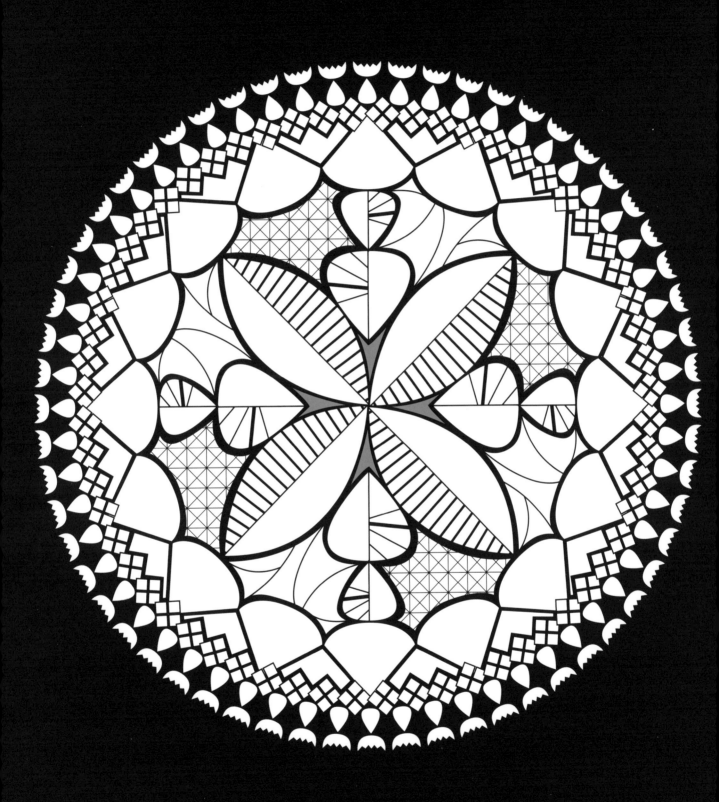

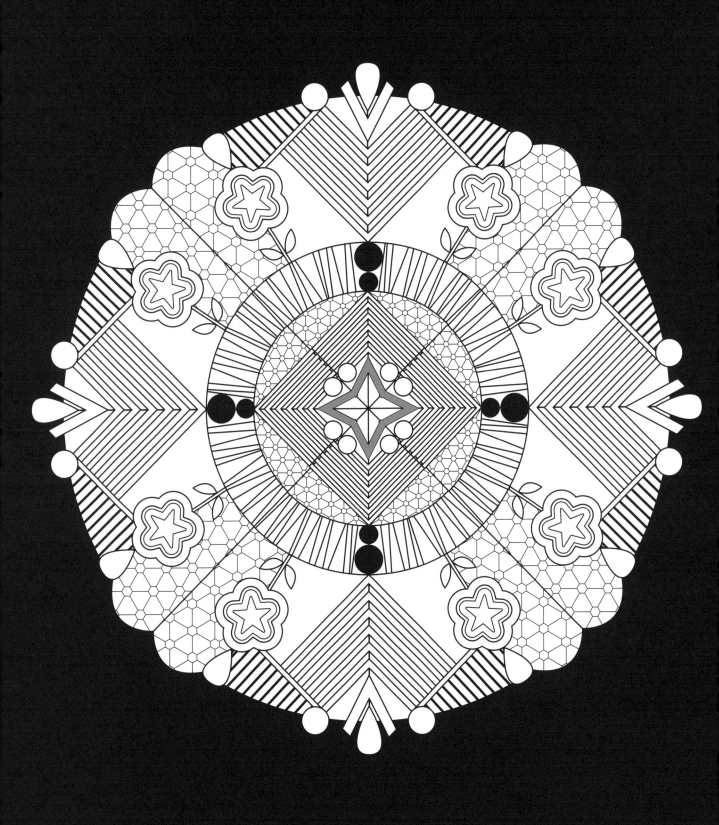

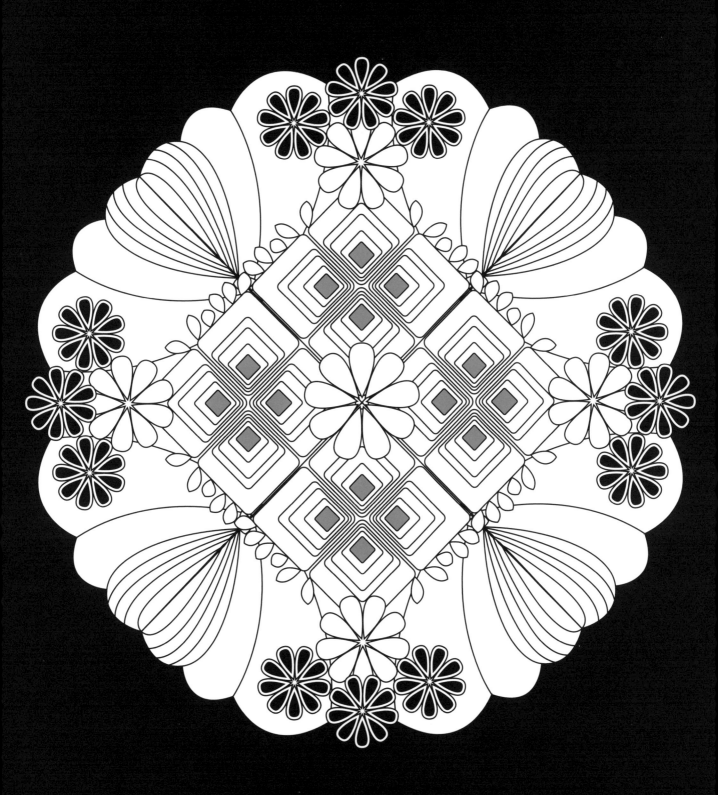

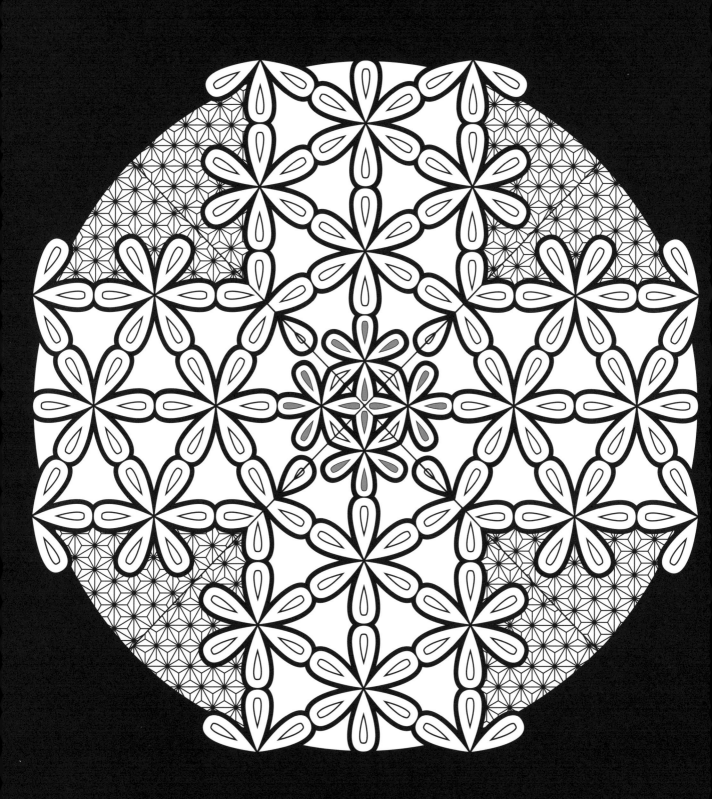

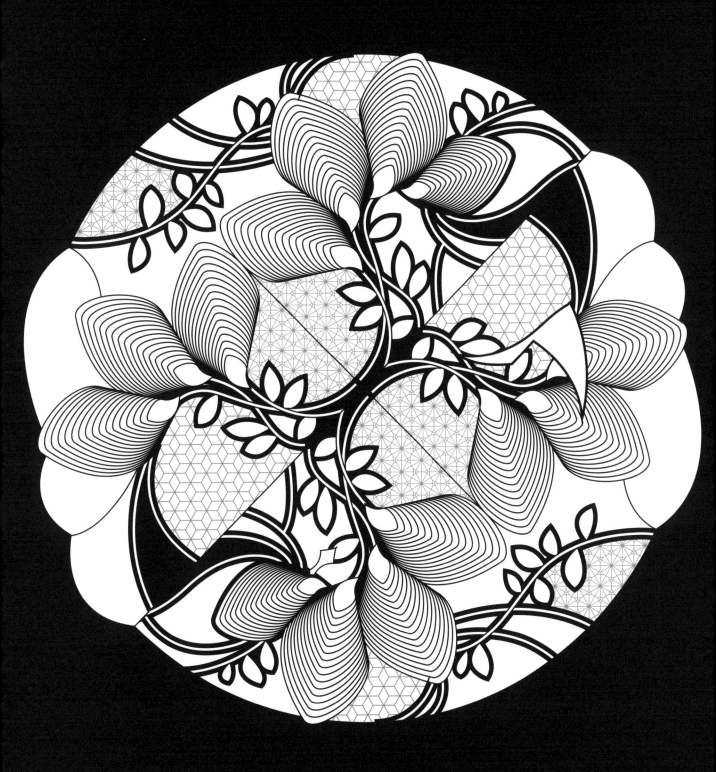

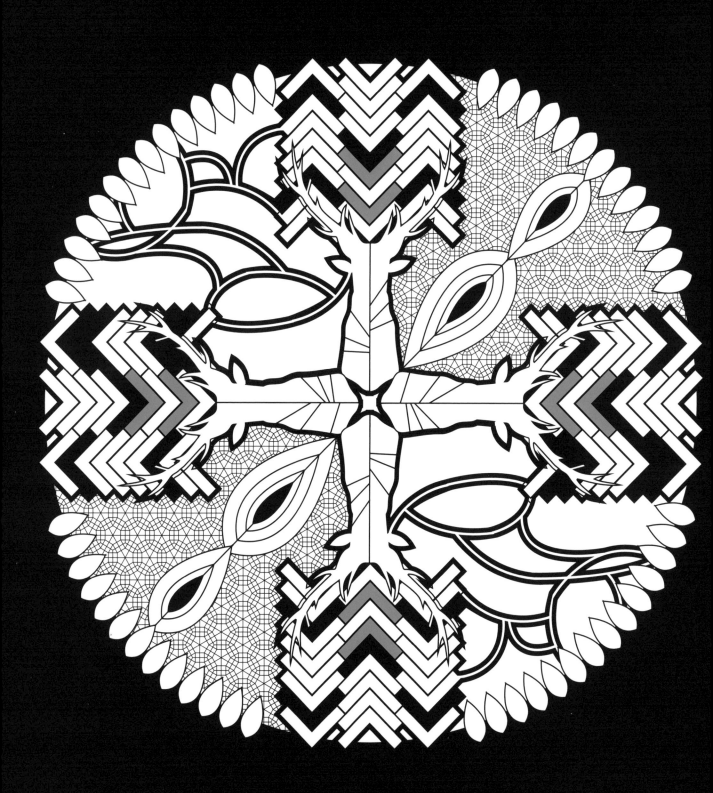

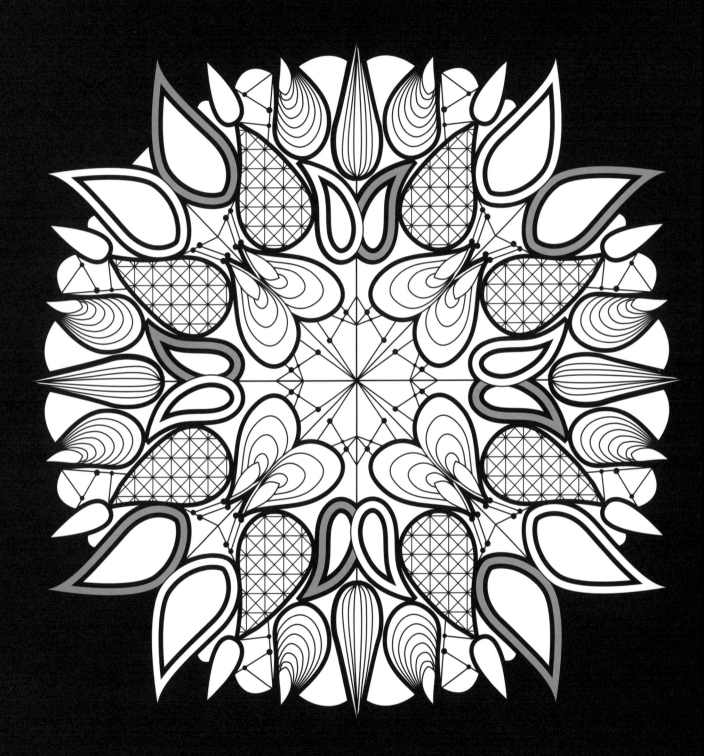

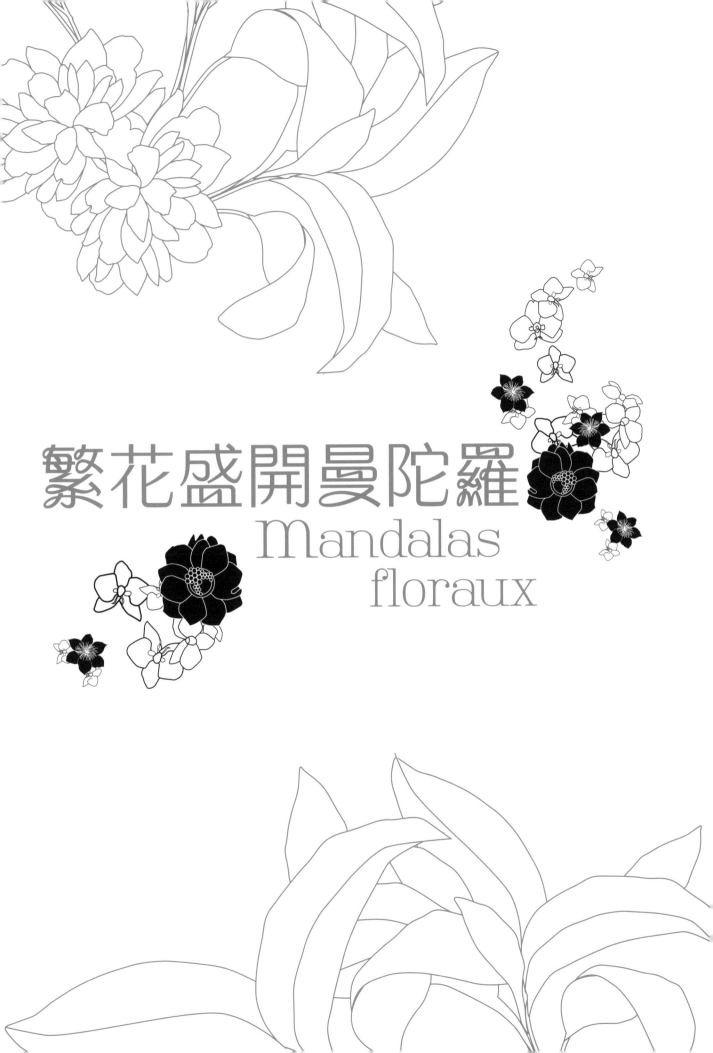

繁花盛開曼陀羅
Mandalas
floraux

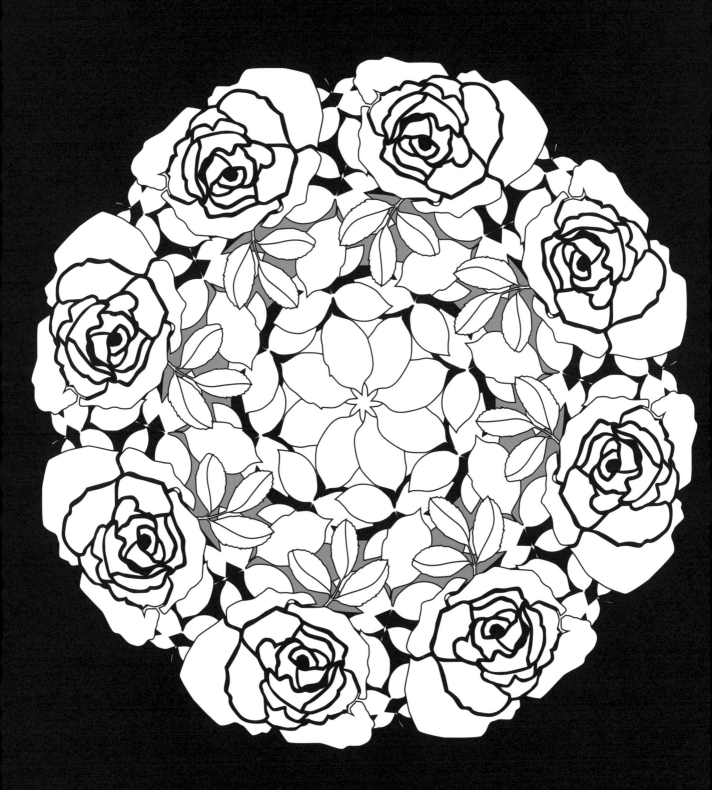

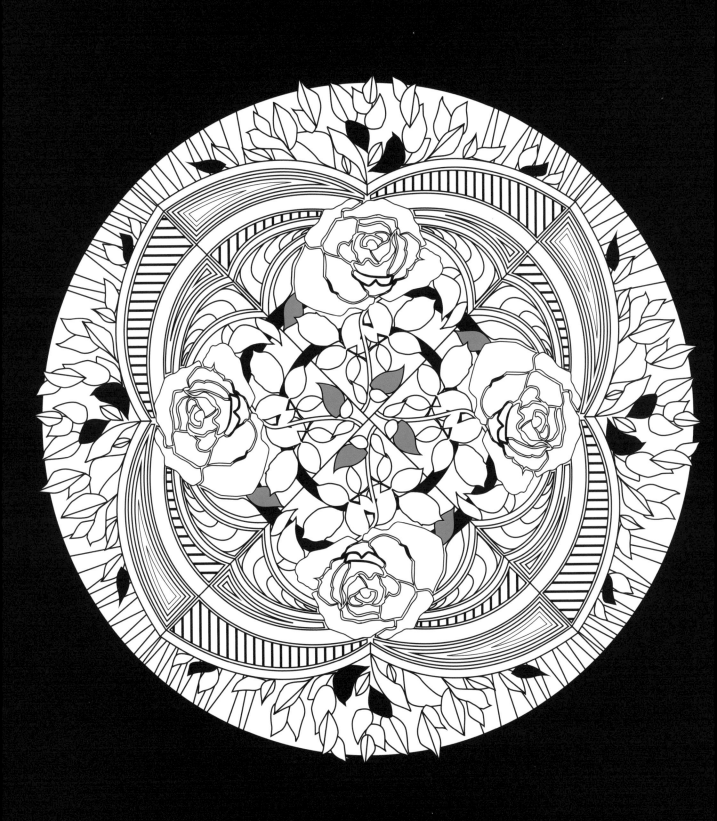

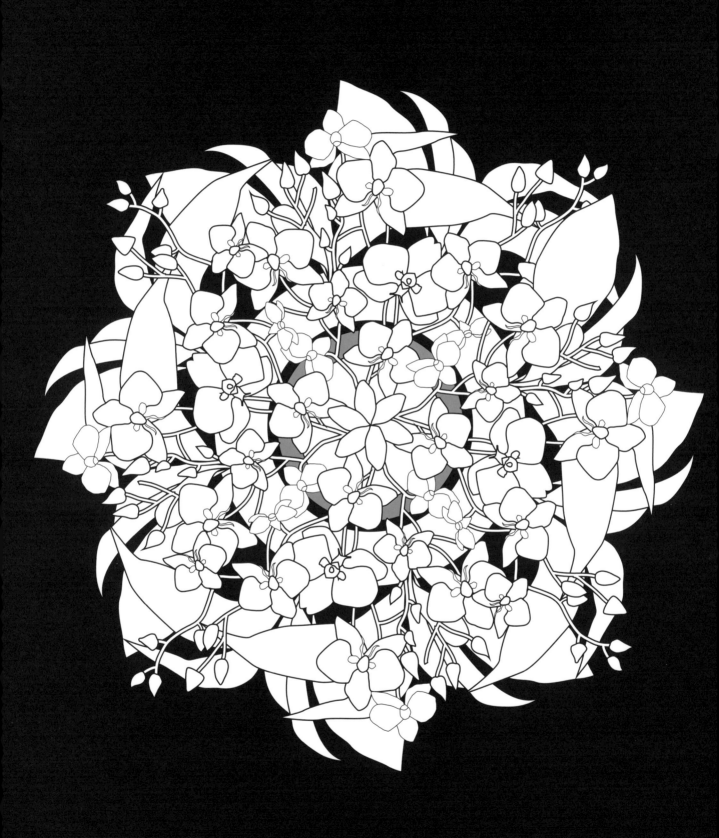

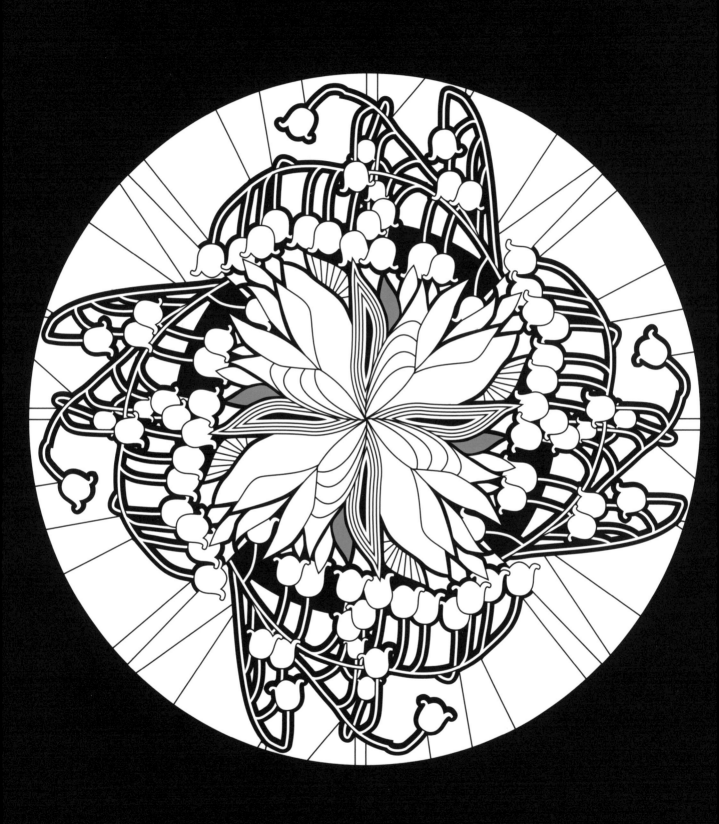

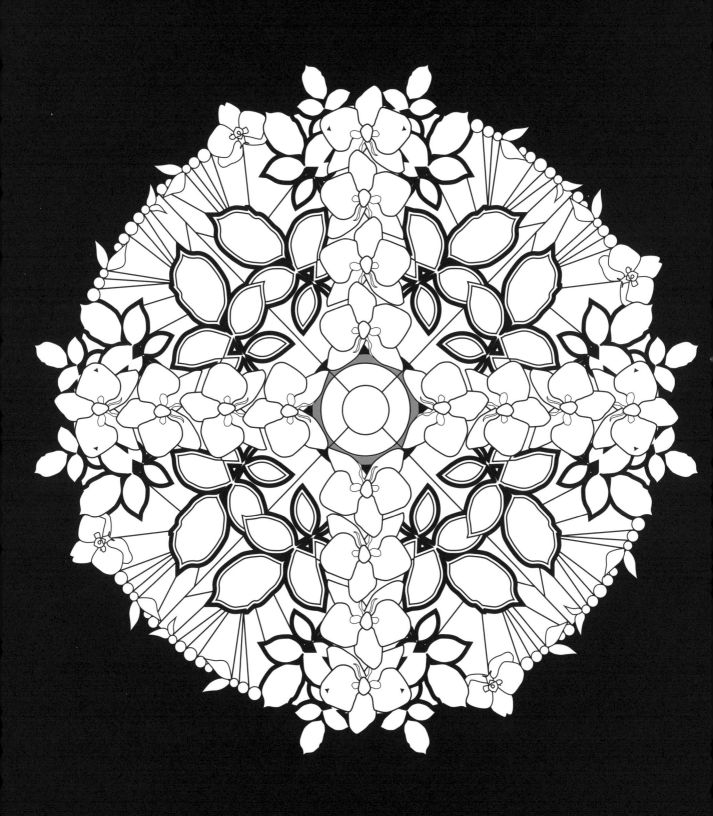

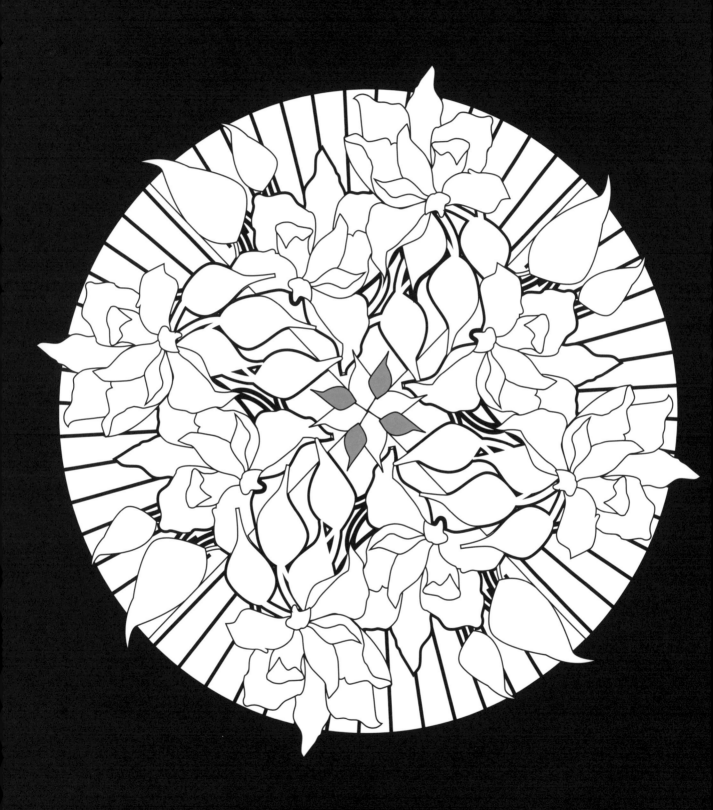

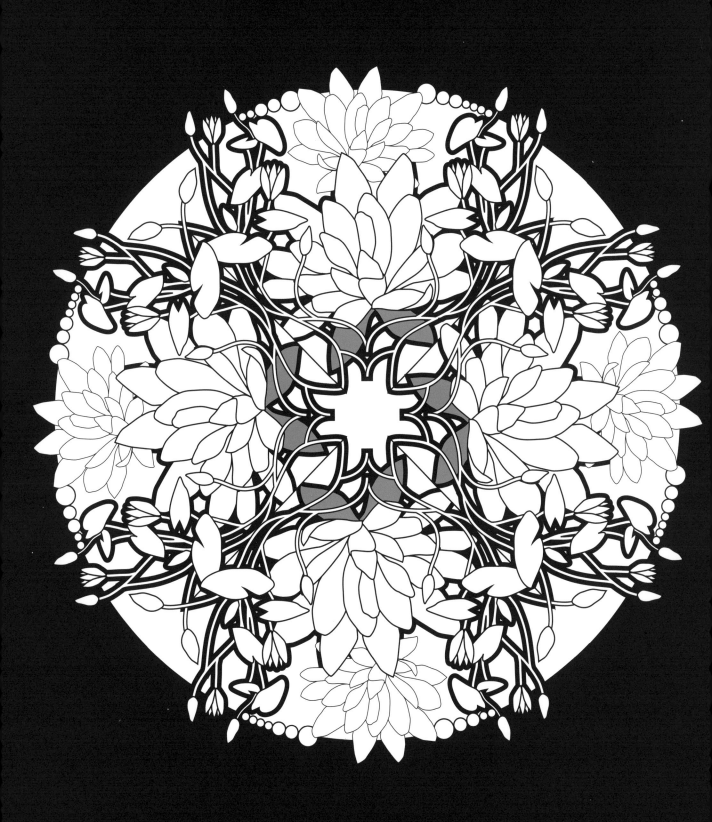

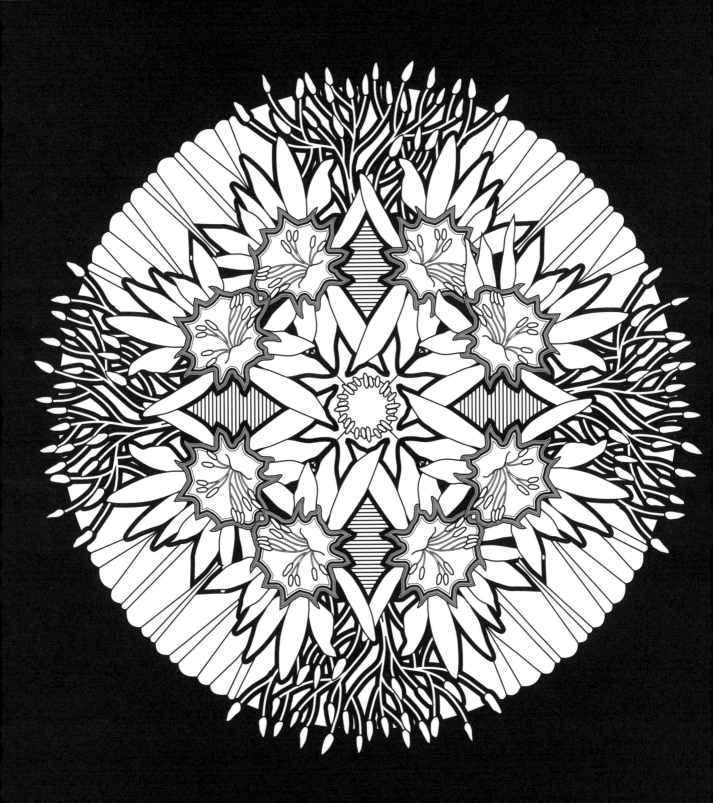

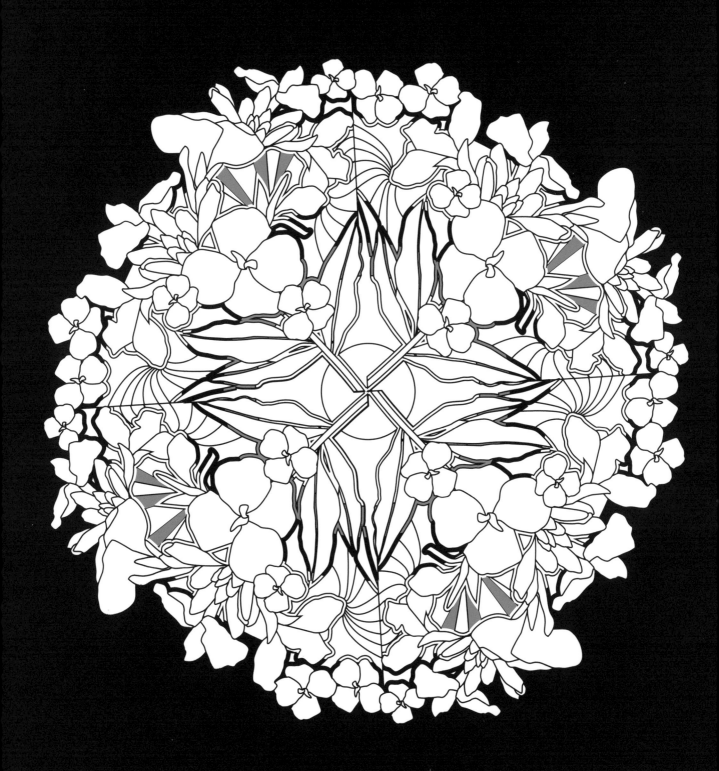

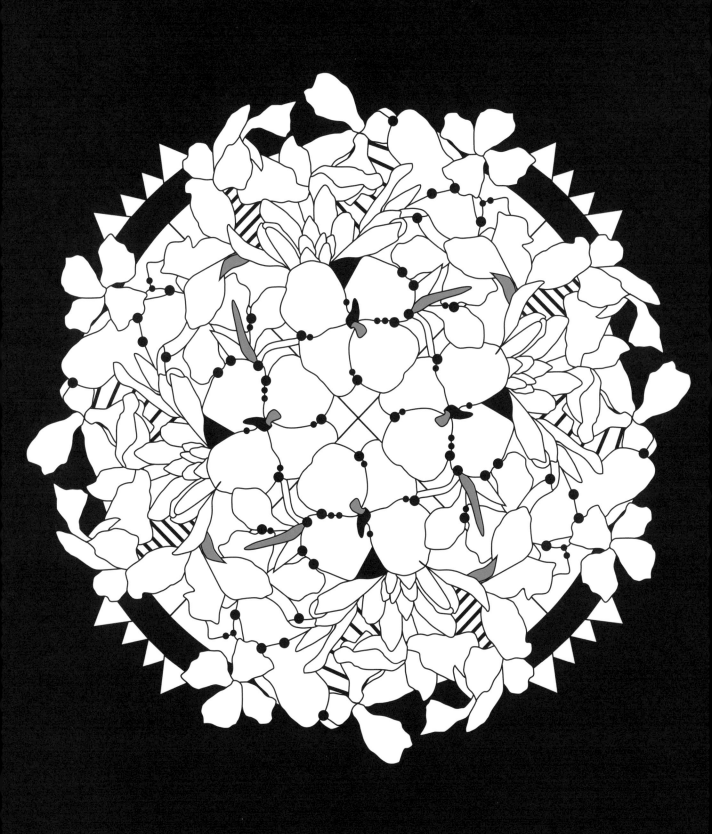

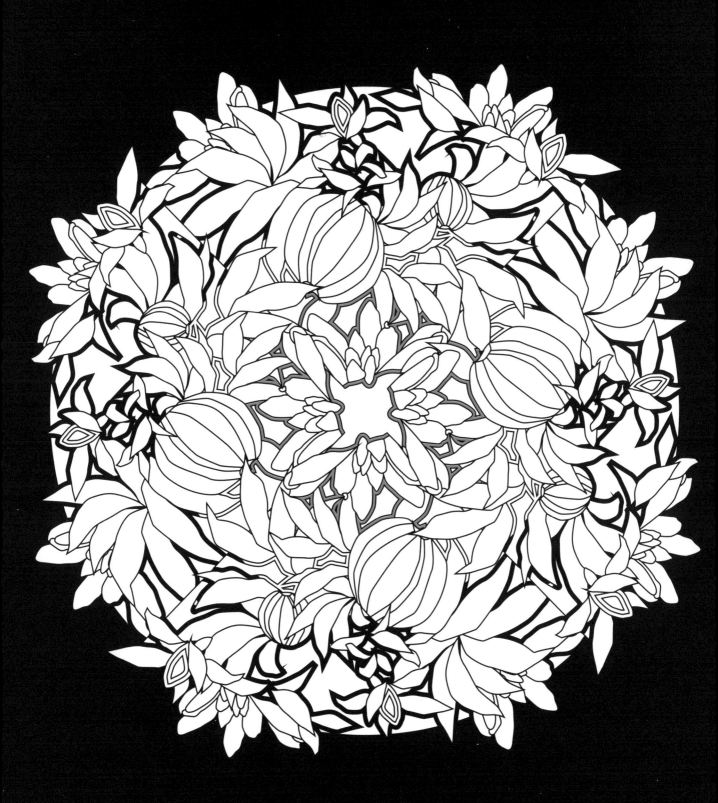

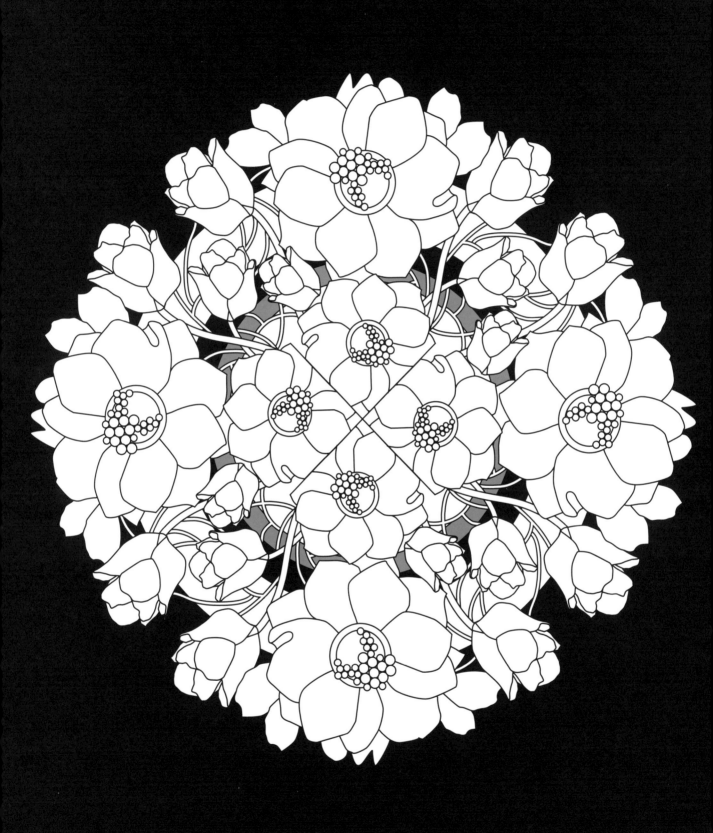

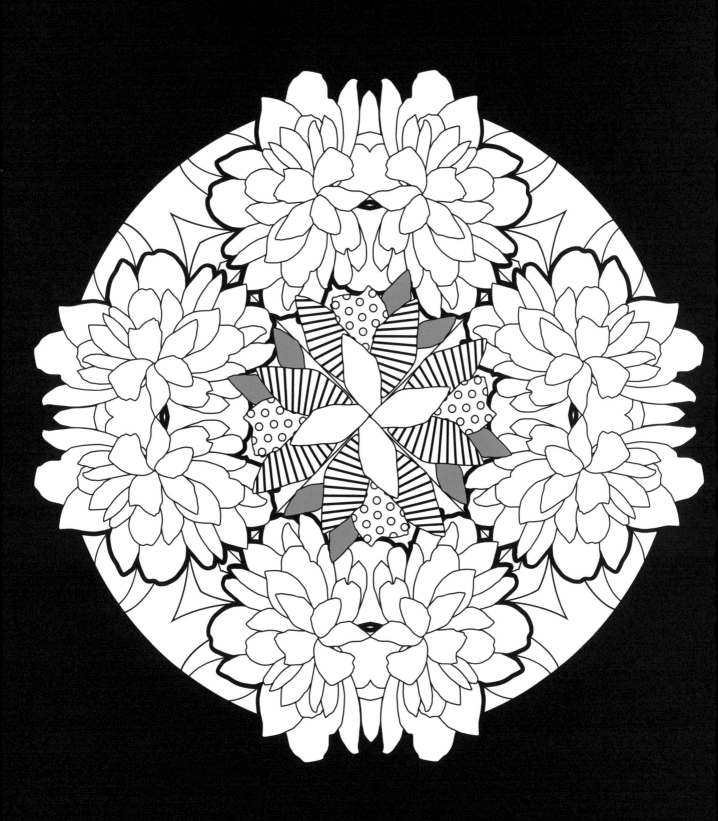

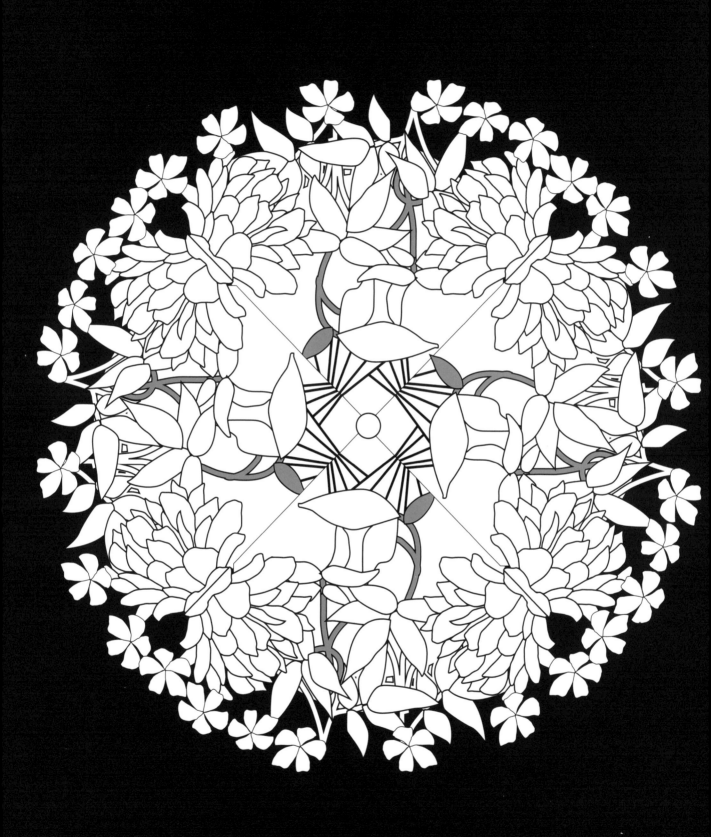

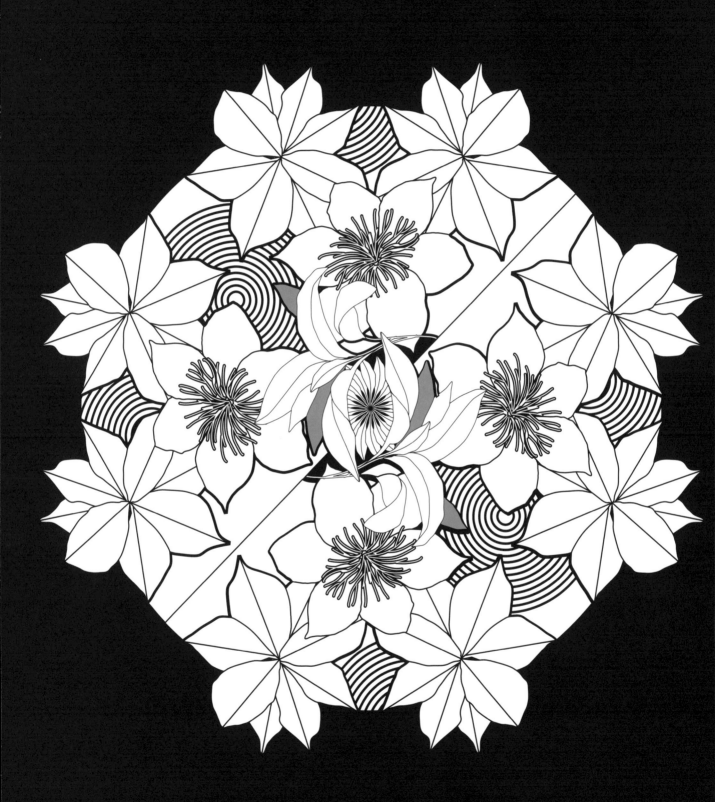

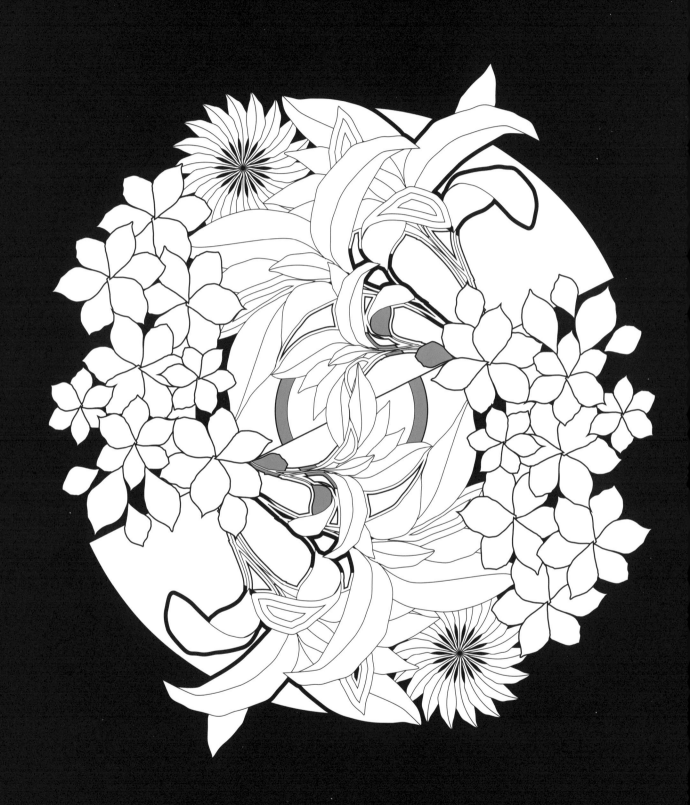

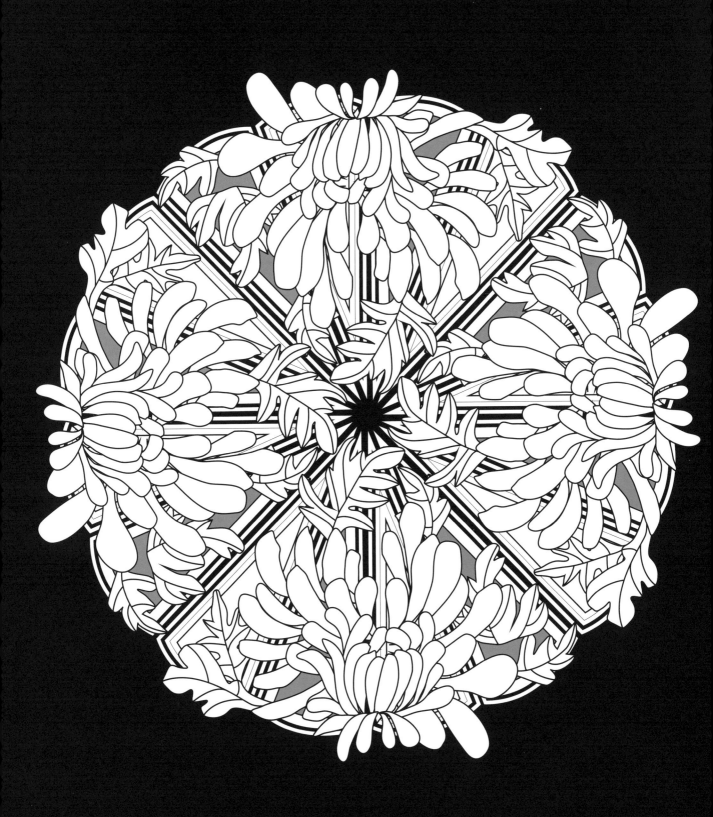

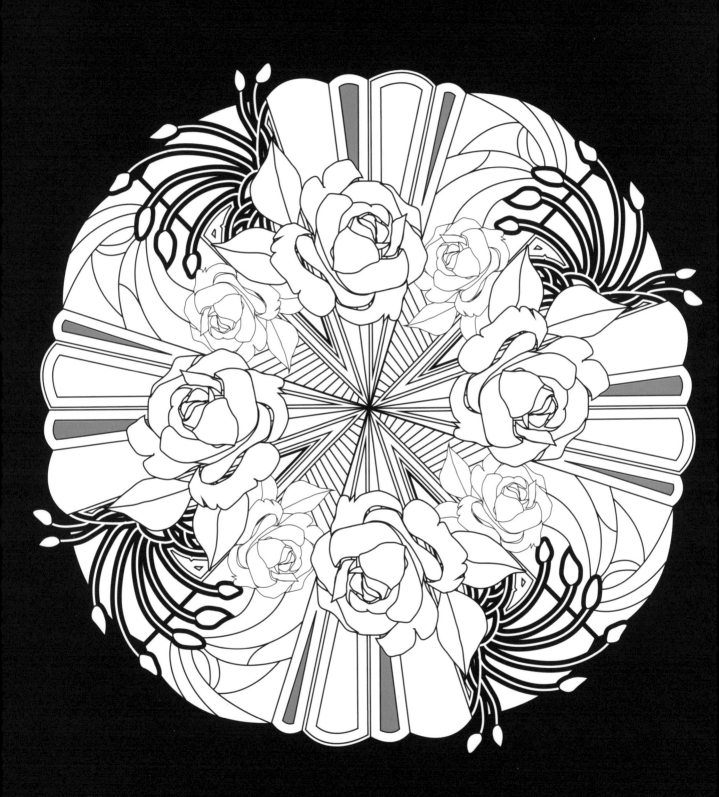

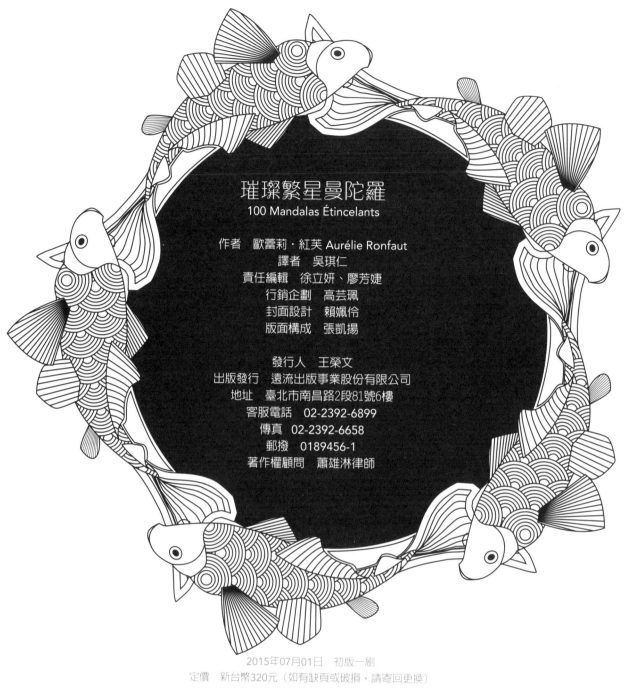

璀璨繁星曼陀羅
100 Mandalas Étincelants

作者　歐蕾莉·紅芙 Aurélie Ronfaut
譯者　吳琪仁
責任編輯　徐立妍、廖芳婕
行銷企劃　高芸珮
封面設計　賴姵伶
版面構成　張凱揚

發行人　王榮文
出版發行　遠流出版事業股份有限公司
地址　臺北市南昌路2段81號6樓
客服電話　02-2392-6899
傳真　02-2392-6658
郵撥　0189456-1
著作權顧問　蕭雄淋律師

2015年07月01日　初版一刷
定價　新台幣320元（如有缺頁或破損，請寄回更換）
有著作權·侵害必究　Printed in Taiwan
ISBN 978-957-32-7663-0
遠流博識網　http://www.ylib.com　E-mail: ylib@ylib.com
© Editions Mango, Paris – 2015
Complex Chinese translation rights arranged through LEE's Literary Agency

國家圖書館出版品預行編目 (CIP) 資料
璀璨繁星曼陀羅 / 歐蕾莉.紅芙(Aurélie Ronfaut)著 ；
吳琪仁譯. — 初版. — 臺北市 ：遠流, 2015.07　面 ；　公分
譯自 ： 100 mandalas étincelants
ISBN 978-957-32-7663-0 (平裝)

1.藝術治療 2.宗教療法

418.986　104010450

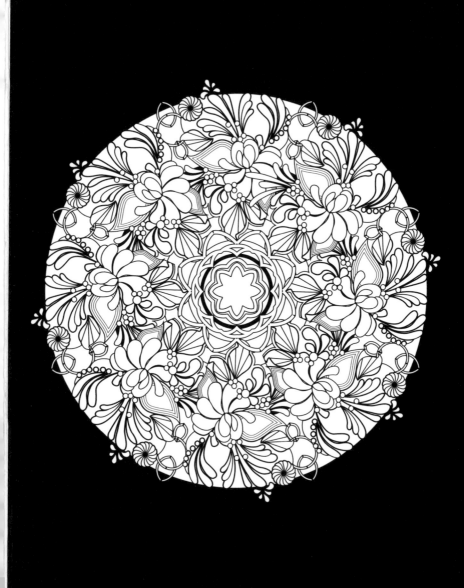

今天，我的愛希望能夠永恆，
我的夢走得比星星祈求得更遠，
我的這顆心啊，過於沉重累贅，
有個神，回憶起繁花似錦的節日。

Aujourd'hui, mon amour se voudrait éternel,
Mon rêve va plus loin qu'où les étoiles prient,
Et je porte en ce cœur trop lourd et trop charnel,
Un dieu qui se souvient de mes Pâques fleuries.

—— 摘錄自《你就這樣幾小時地聽著雨聲：莫里斯・卡雷姆詩選》

璀璨繁星曼陀羅

遠流出版公司

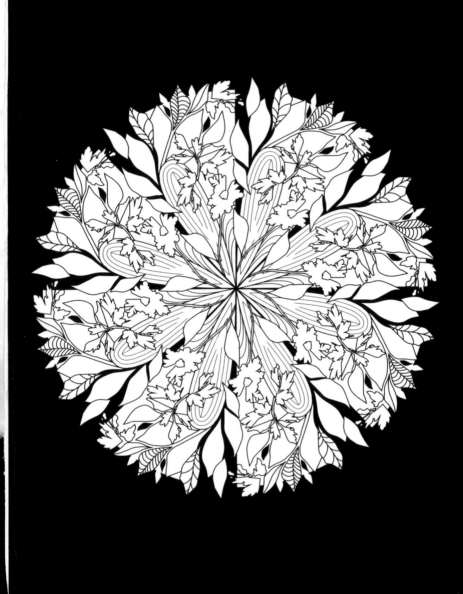

你就這樣幾小時地聽著雨聲，
可你是否肯定
敲打著你的心，如撲打杉樹的
是雨而不是其他？

Tu écoutes pleuvoir ainsi depuis des heures,
Mais es-tu bien certain
Que ce n'est que la pluie qui frappe sur ton cœur
Comme sur les sapins?

—— 摘錄自《你就這樣幾小時地聽著雨聲：莫里斯·卡雷姆詩選》

璀璨繁星曼陀羅

遠流出版公司